PROSPER MATUSSIÈRE | SAMUEL URTADO | FRÉDÉRIK NGODI

Préface de Maxime Machenaud

LE YOGA DES BONS HOMMES

LAROUSSE

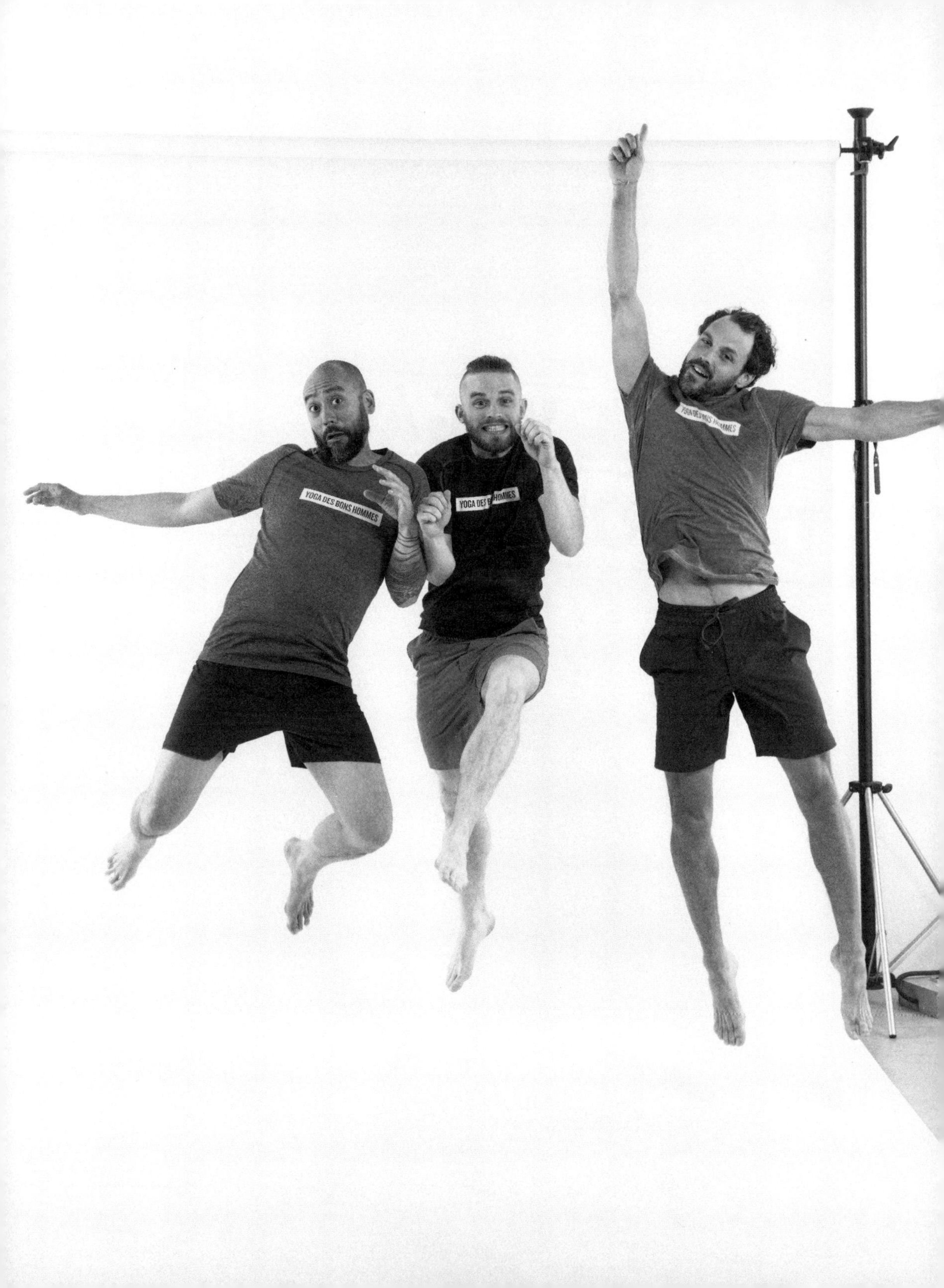
YOGA DES BONS HOMMES

Si tu sais méditer, observer et connaître,

Sans jamais devenir trop sceptique ou destructeur,

Rêver, mais sans laisser ton rêve être ton maître,

Penser sans n'être qu'un penseur.

Alors, tu seras un Bon Homme mon frère.

Adaptation de Rudyard KIPLING

NOTE AUX LECTEURS

Le nom des postures de yoga n'est pas contractuel. Nous avons décidé de les rebaptiser version yoga des Bons Hommes.

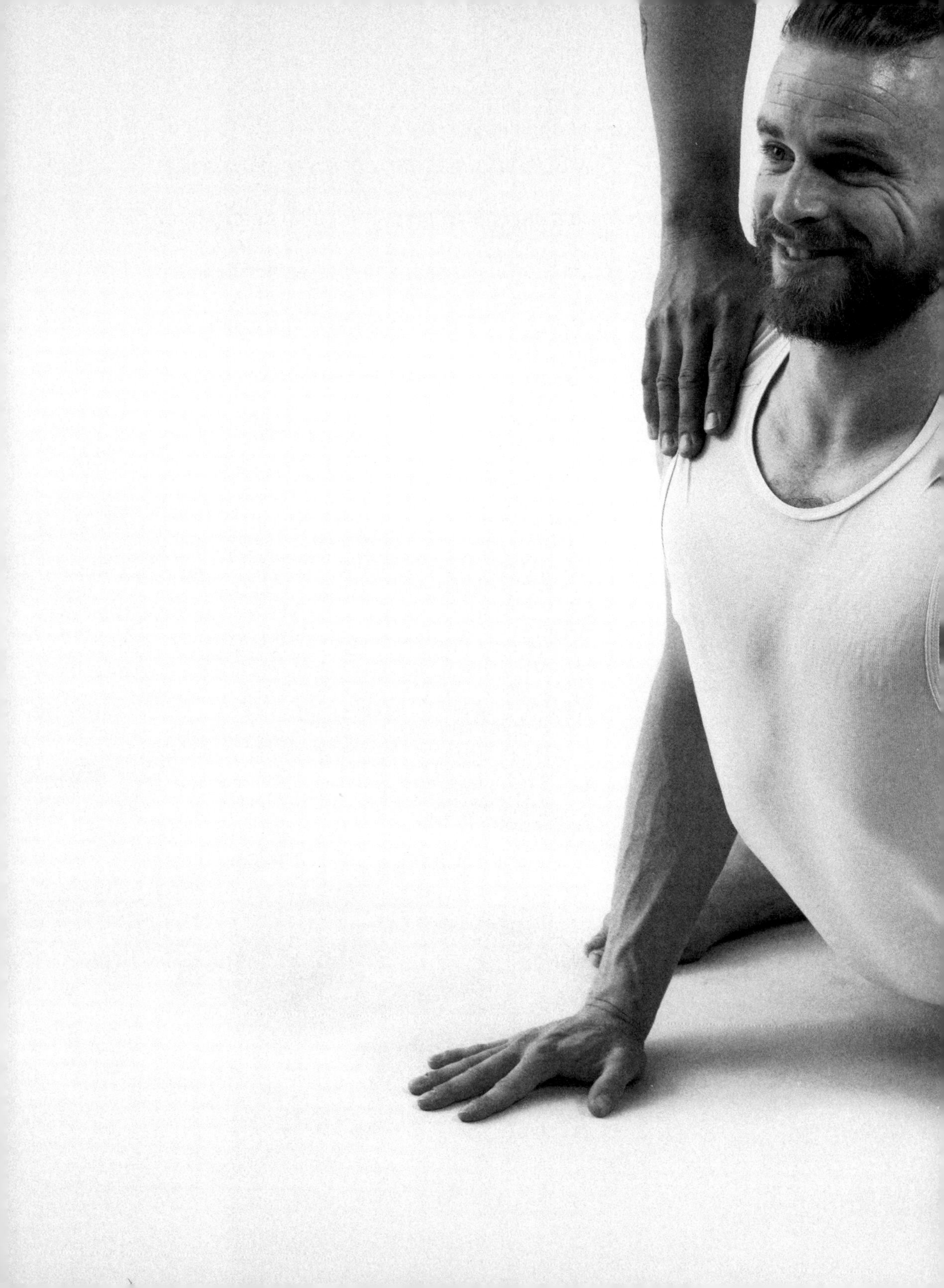

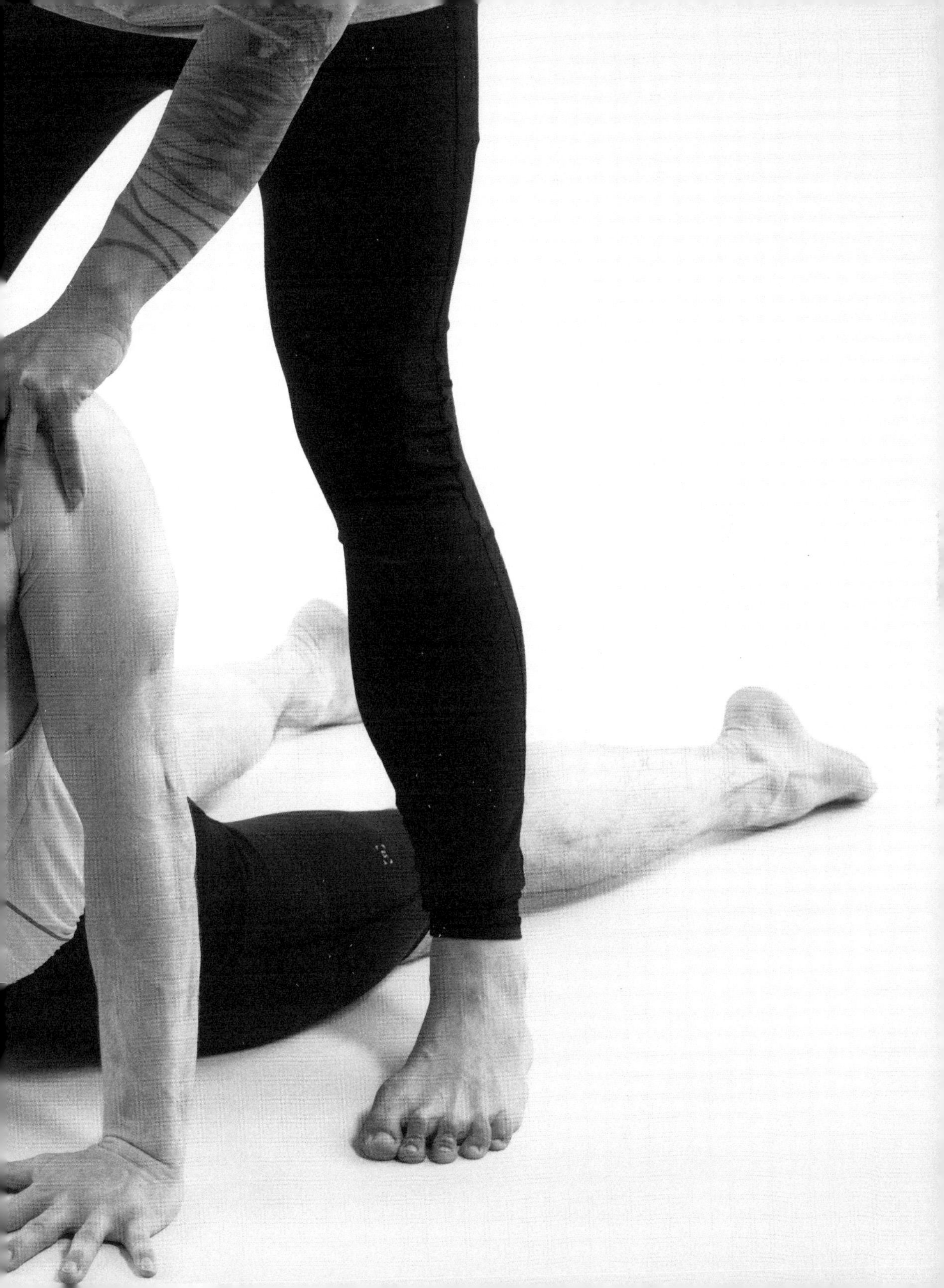

JE ME FOCALISE SUR LE MOMENT PRÉSENT, ICI ET MAINTENANT.

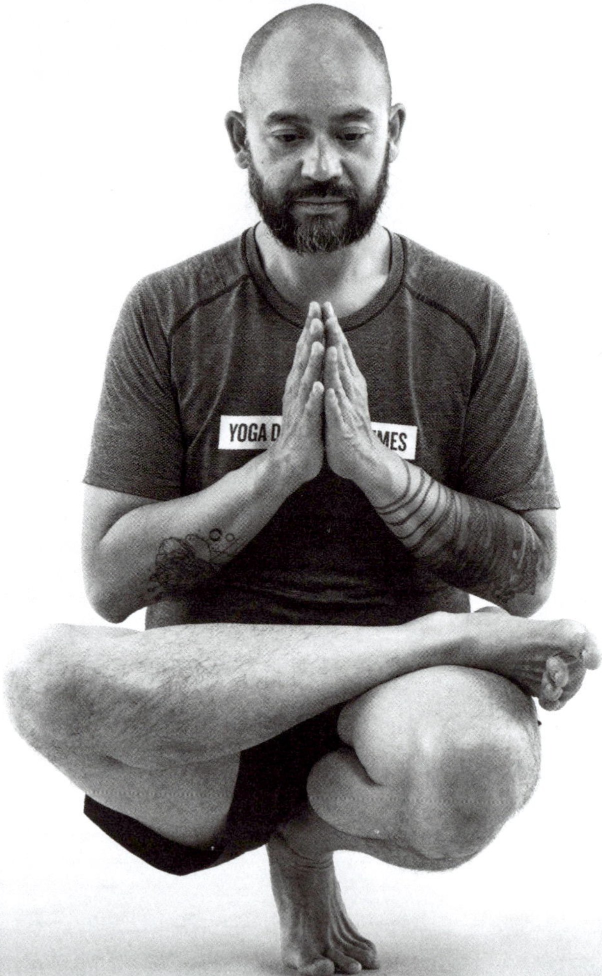

PRÉFACE

La découverte du yoga a été très bénéfique pour ma pratique sportive, mais pas seulement.

Au-delà de la mobilité qui s'est améliorée, c'est surtout un bien-être intérieur que j'ai découvert.

La pratique du yoga m'apprend à maîtriser mon mental pendant des saisons qui sont de plus en plus intenses. Ensuite, elle m'aide à prendre conscience de mon corps en mouvement dans l'espace. Je crois qu'il s'agit d'une pratique avec beaucoup de bienfaits.

Le yoga me permet également de travailler ma respiration, de rester focus et donc de faire disparaître les tensions. Je me focalise sur le moment présent, ici et maintenant, et je fais abstraction du résultat du week-end précédent ou de la rencontre à venir.

Faites du yoga !

MAXIME MACHENAUD,
RUGBYMAN DU TOP 14

HALTE AUX IDÉES REÇUES !

PETIT FLORILÈGE DE CLICHÉS

« Le yoga, c'est que pour les femmes. »
Ton voisin de palier

Il n'y a aucune raison que le yoga soit réservé aux femmes (comme il n'y a aucune raison, d'ailleurs, que le foot soit réservé aux hommes). C'est amusant de voir que cette pratique qui, semble-t-il, était à la base transmise d'homme à homme, est aujourd'hui à 70 % ou 80 % féminine (selon les sources). À nous de rééquilibrer la tendance, pour qu'elle devienne inclusive ! Si tu as déjà testé un cours de yoga, tu t'es peut-être senti mal à l'aise parce qu'on n'y parle qu'au féminin... Mais cela doit changer ! Cette pratique millénaire qui a traversé les âges présente de nombreux bienfaits – c'est prouvé – aussi bien sur le plan physique que mental. On est d'accord qu'il serait vraiment dommage de t'en priver, simplement parce que tu penses qu'elle n'est pas faite pour toi, non ?

« Il faut être souple pour faire du yoga. »
(LE cliché incontournable)

Cette phrase, on a dû l'entendre des centaines de fois ! C'est comme si tu disais qu'il faut être pianiste pour apprendre à jouer du piano, ou être chanteur pour apprendre à chanter. Tu comprends mieux pourquoi ce n'est pas vrai. C'est le principe même de l'apprentissage : c'est en faisant du yoga que tu deviendras (plus) souple. Tout s'apprend, et la souplesse aussi. Le yoga fait même mieux : il permet de trouver un équilibre entre force et souplesse. Car, en général, les gens forts manquent de souplesse et les gens souples manquent de force. Le yoga permet de développer l'un et l'autre, dans un objectif d'équilibre. En fait, chaque posture peut être pratiquée par tout un chacun, car elle peut être adaptée à n'importe quel corps. C'est d'ailleurs ce que nous prônons au yoga des Bons Hommes : une pratique adaptée (et sache enfin, si cela peut te rassurer, que certaines postures ne demandent aucune souplesse).

« Le yoga, c'est chiant. »
Ton prof de CrossFit

Tu as peut-être dans l'idée que le yoga est une pratique lente, routinière, plan-plan... en un mot, ennuyeuse, voire carrément chiante (alors que toi, tu es hyperactif et que tu ne sais pas rester en place). En réalité, il y a autant de yogas que de profs. Il existe des pratiques très engageantes et très dynamiques, d'autres plus posées. À toi de trouver celle qui te correspond le mieux et pour ça, il n'y a rien de mieux que d'en tester plusieurs. Au yoga des Bons Hommes, nous avons essayé de créer un yoga qui te ressemble, un yoga qui, tout en respectant la tradition millénaire, est adapté au mode de vie moderne des hommes d'aujourd'hui.

« Je n'ai pas le temps ! »
Ton pote de beuverie

Tu prends le temps de boire des bières avec tes potes le vendredi soir ? Tu fais des pauses déj' le midi avec tes collègues ? Alors, tu as du temps. Ce n'est qu'une question de choix, et tu peux choisir de prendre le temps de prendre soin de toi. Le yoga ne te demandera pas un engagement de fou. Comme tu le verras dans le programme que nous avons spécialement conçu pour toi dans ce livre, le yoga, ce n'est pas seulement le format classique d'une heure de cours sur un tapis dans un studio. Consacrer 5 ou 10 minutes par jour pour te concentrer sur ta respiration, ça aussi, c'est du yoga !

« Moi, j'ai besoin de transpirer. »
Le patron du bar d'à côté

Tu penses que le yoga, ce n'est pas physique ? Alors pourquoi les plus grands sportifs du monde en font-ils, à ton avis ? Citons en vrac l'apnéiste Guillaume Néry, le rugbyman Maxime Machenaud, le tennisman Novak Djokovic, le golfeur Tiger Woods, l'équipe des All Blacks au grand complet, le basketteur LeBron James, et encore bien d'autres... As-tu déjà essayé de faire un équilibre sur une main ? Si oui, tu saurais que cela fait bien transpirer... Et pourquoi penses-tu que certaines postures s'appellent « les guerriers » ou « le lion rugissant » ? Quant à la dernière posture qui clôt les séances, elle s'appelle « le cadavre » : c'est bien la preuve que t'es *dead* à la fin !

« Le yoga, c'est que de la gym. »
Ton collègue, à la machine à café

Le yoga, ce n'est pas simplement des postures qu'on enchaîne sur un tapis. C'est avant tout une philosophie, une façon d'appréhender la vie fondée sur huit branches ou « commandements », dont le savoir-être avec soi-même et avec les autres, la respiration, la méditation... Quand tu te respectes et que tu respectes les autres, tu fais du yoga. Quand tu fais des exercices de respiration, tu fais du yoga. Le yoga te permet de prendre conscience de ce qui se passe autour de toi, de devenir une personne meilleure et plus sereine, qui accepte pleinement ses émotions, qui connaît ses forces et ses capacités, mais aussi ses faiblesses et ses limites.

« Le yoga, c'est pour les mangeurs de graines. »
(Entendu 10 000 fois – au moins – par Fred !)

Peut-on faire du yoga et consommer de la viande ? Peut-on faire du yoga sans manger hyper *healthy* ? Ce sont de vraies questions ! Sache que ce n'est en aucun cas rédhibitoire. Tu n'as pas besoin de changer d'alimentation pour faire du yoga. C'est avant tout une question de choix et de liberté. Au fil de ta découverte de cette philosophie de vie, tu vas peut-être devenir végétarien, manger plus sain... C'est à toi de le choisir, cela ne t'est pas imposé. D'ailleurs, dans le tantra (qui est l'une des voies spirituelles de l'hindouisme), il n'y a rien de « bon » ou de « mauvais », il n'y a pas de « classement » ou de jugement. Il y a une raison pour chaque chose et tout doit être vu dans son ensemble Le plus important est d'assumer ton choix en toute connaissance de cause, d'avoir conscience de ce que tu manges, et d'où viennent les aliments que tu consommes et que tu mets dans ton corps. L'essentiel est que tu sois en accord avec toi-même. Tant que tu l'es, sens-toi libre de ne rien changer.

« J'ai déjà une appli pour méditer sur mon téléphone... »
Ton collègue (trop) branché

L'appli de méditation, c'est un bon début, tu es déjà sur le bon chemin (rappelons que la méditation est l'une des huit branches du yoga) ! Maintenant, reste à découvrir les autres branches et à te mettre en mouvement...

Tu crois à tous ces clichés ? Rassure-toi, tu n'es pas le seul ! Démonter ces idées reçues, c'est justement l'un des objectifs de ce livre.

Nous sommes partis d'un constat : aujourd'hui, il n'y a jamais eu autant de studios de yoga en France... Et pourtant, la plupart du temps, les cours sont donnés au féminin. « Allez, mesdames », « Les filles, on n'oublie pas de respirer... » Et nous alors ?

Tous les trois, nous venons de milieux différents (la santé, le sport de haut niveau et la communication). Des milieux assez mixtes où nous ne nous sommes jamais posé cette question. Nous avons des parcours complètement différents et pourtant nous avons chacun de notre côté fait la même expérience. La première fois que nous avons débarqué dans un studio de yoga, cela a été un choc. Que des nanas ! C'était comme si nous rentrions dans une culture qui n'était pas la nôtre. Nous ne nous sentions pas à l'aise, pas à notre place. Certains studios n'ont même pas pensé à proposer des espaces aux hommes : pas de vestiaires, pas de douches... Il y a de quoi se sentir exclu !

Nous nous sommes rencontrés lors d'un rassemblement des ambassadeurs d'une grande marque de vêtements de sport. D'un côté, les hommes qui transpiraient en faisant du crossfit ; de l'autre, les femmes qui enchaînaient les postures au cours de yoga. Et puis, il y avait nous trois. Trois yogis hommes dans une salle remplie de deux cents femmes (avec quand même un prof de yoga homme, c'est important de le préciser !)

C'est là que nous avons eu l'idée de créer le yoga des Bons Hommes. Notre but n'est pas, comme on l'entend parfois, de créer des cours exclusivement réservés aux hommes, bien au contraire. Nous voulons des cours inclusifs, où tous et toutes peuvent pratiquer le yoga sans aucun a priori.

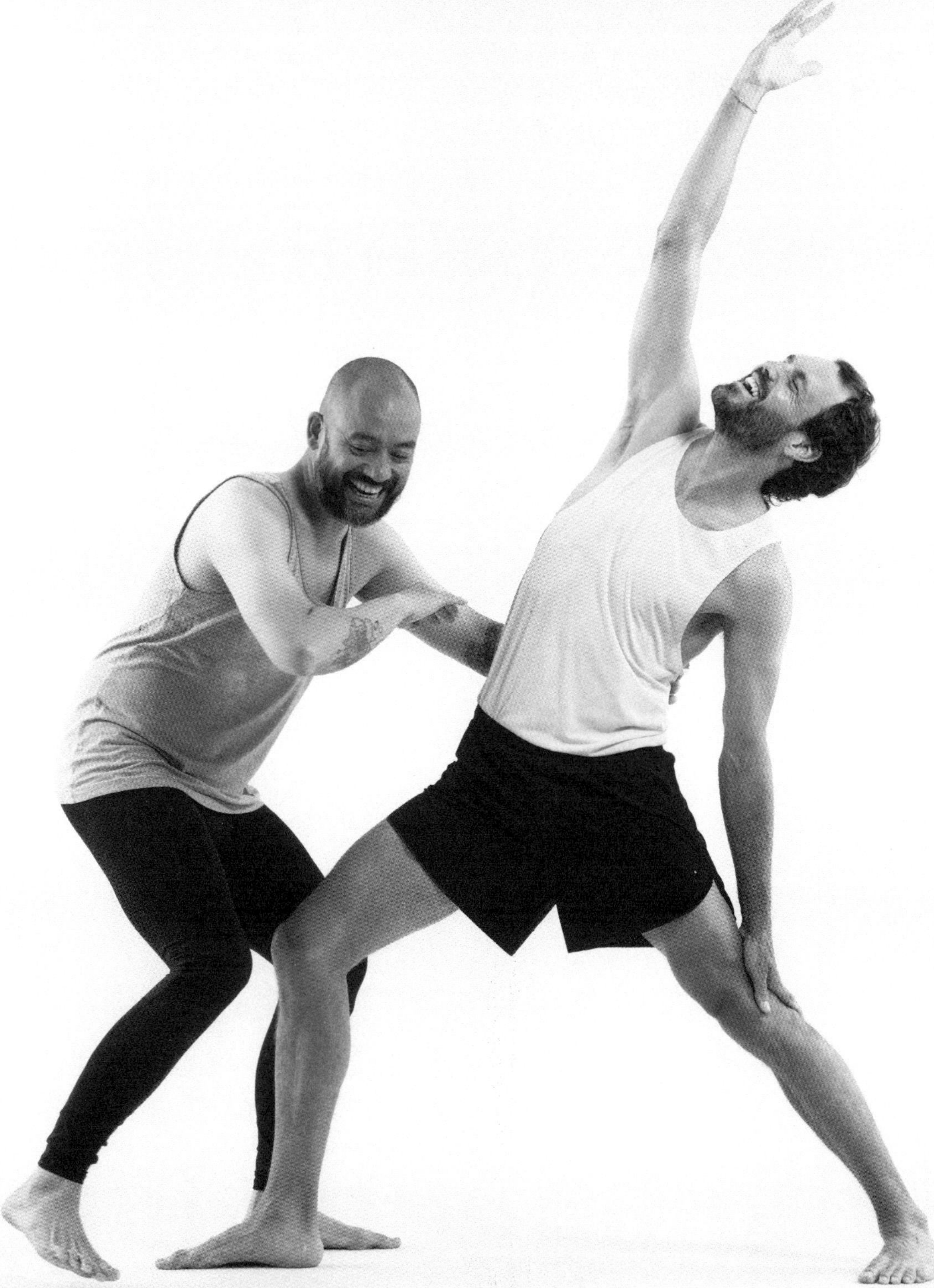

SALUT À TOI,
BROGI !

QUI SOMMES-NOUS ?

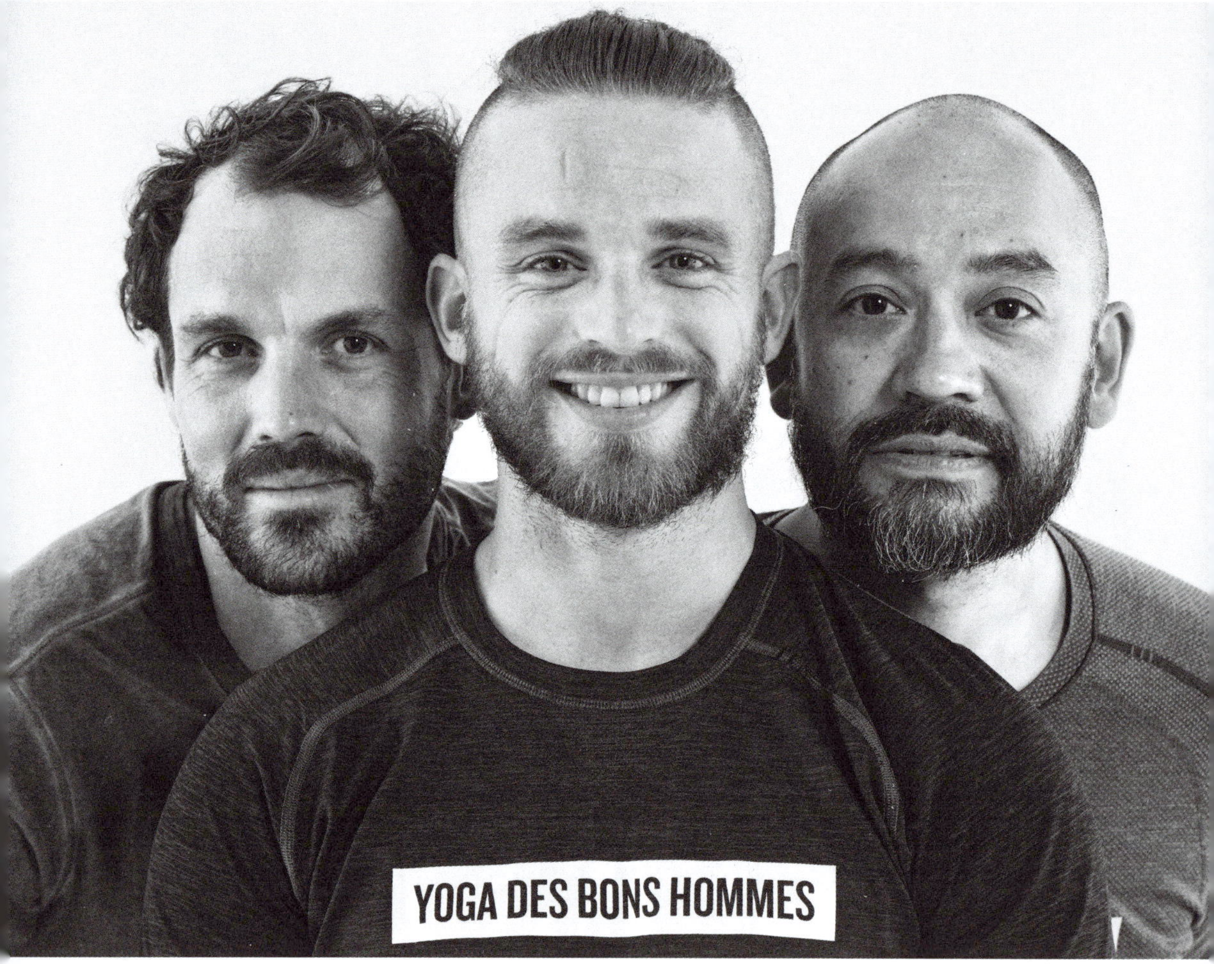

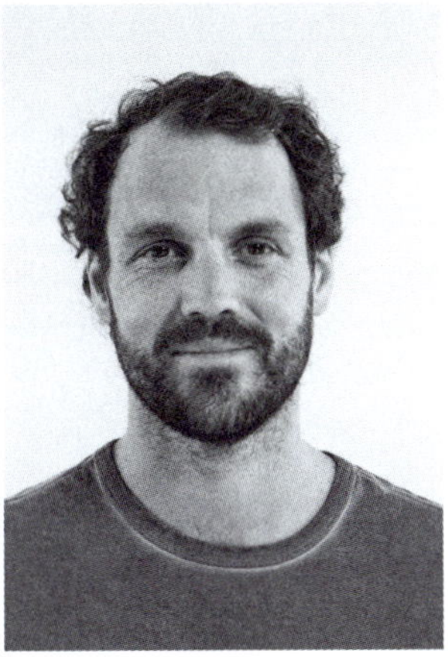

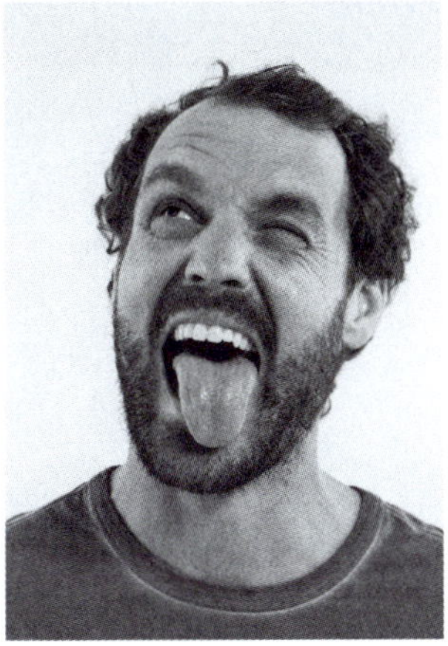

SAMUEL

« Ostéopathe D.O. de formation, je pratique le yoga depuis une dizaine d'années en marge d'une pratique sportive d'ultra endurance. J'ai créé deux centres de mieux-être mêlant santé et yoga à Paris, "Ostéo Yoga" et "Somasan". Je suis également à l'initiative du collectif du Moderne Yoga qui vise à repenser la formation de yoga plus en cohérence avec notre société et culture. Un yoga à visée thérapeutique et adapté à chacun. Mon credo : "Mieux manger, mieux bouger et mieux stresser pour mieux être." »

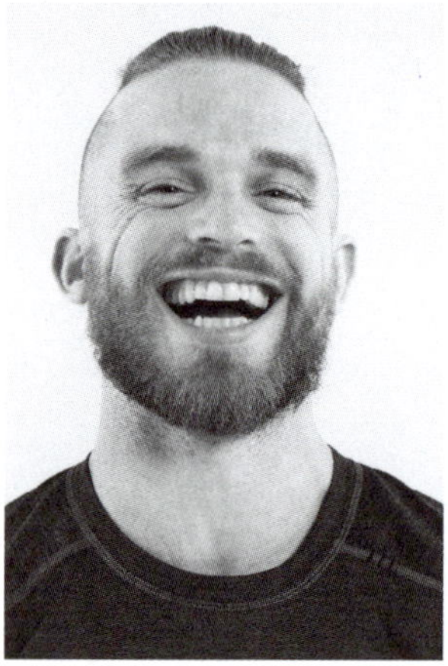

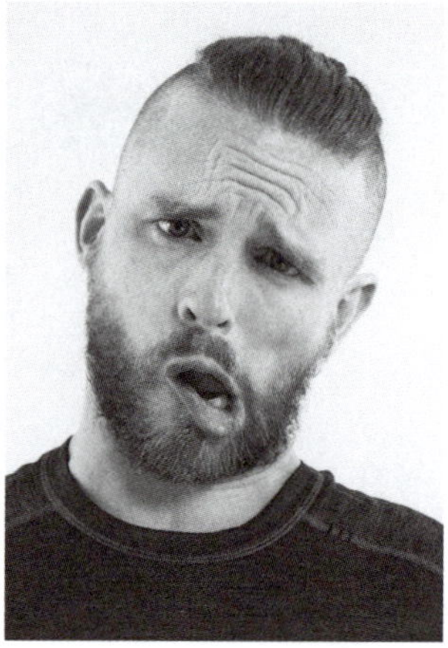

PROSPER

« Ancien gymnaste et entraîneur de niveau national, je suis aujourd'hui coach sportif et professeur de yoga. Passionné par le mouvement, l'élégance du geste et la mécanique du corps humain, je suis sans cesse en recherche de nouveauté et de contenus originaux afin d'insuffler fraîcheur et émerveillement en redécouvrant son corps. Pour moi, il est important d'être au service de l'autre pour pouvoir offrir une expérience unique, partager et permettre la découverte de son propre pouvoir, celui d'être connecté à soi, aux autres, au monde et à son environnement. "Venez comme vous êtes, repartez comme vous n'avez jamais été !" »

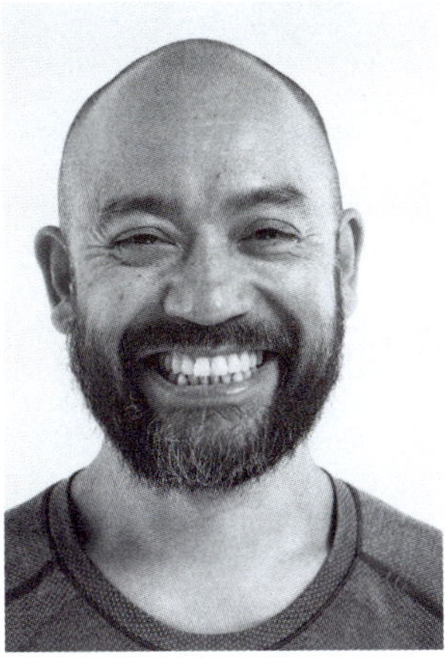
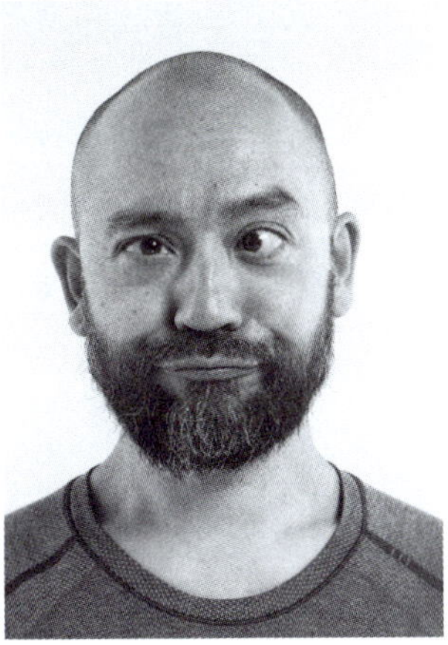

FRED

« Ancien danseur et cadre supérieur dans un grand groupe de luxe, et maintenant chef d'entreprise, je suis venu au yoga par hasard pour son côté physique. J'avais besoin de bouger... J'ai très vite remarqué que ces "séances" avaient un impact sur mon humeur, mon sommeil. Mais mon dos a vite commencé à me lâcher. On parlait de me souder les vertèbres. La vieillesse... Le yoga est devenu une thérapie : réappropriation du corps, retour aux sensations, maîtrise de soi et calme m'ont permis de récupérer une totale mobilité et, étonnamment, de m'améliorer en tant qu'entrepreneur et manager, et en tant qu'homme. Je partage désormais ce que j'ai vécu et ce que je sais avec les autres pour les aider à emprunter un chemin du yoga au-delà du physique. »

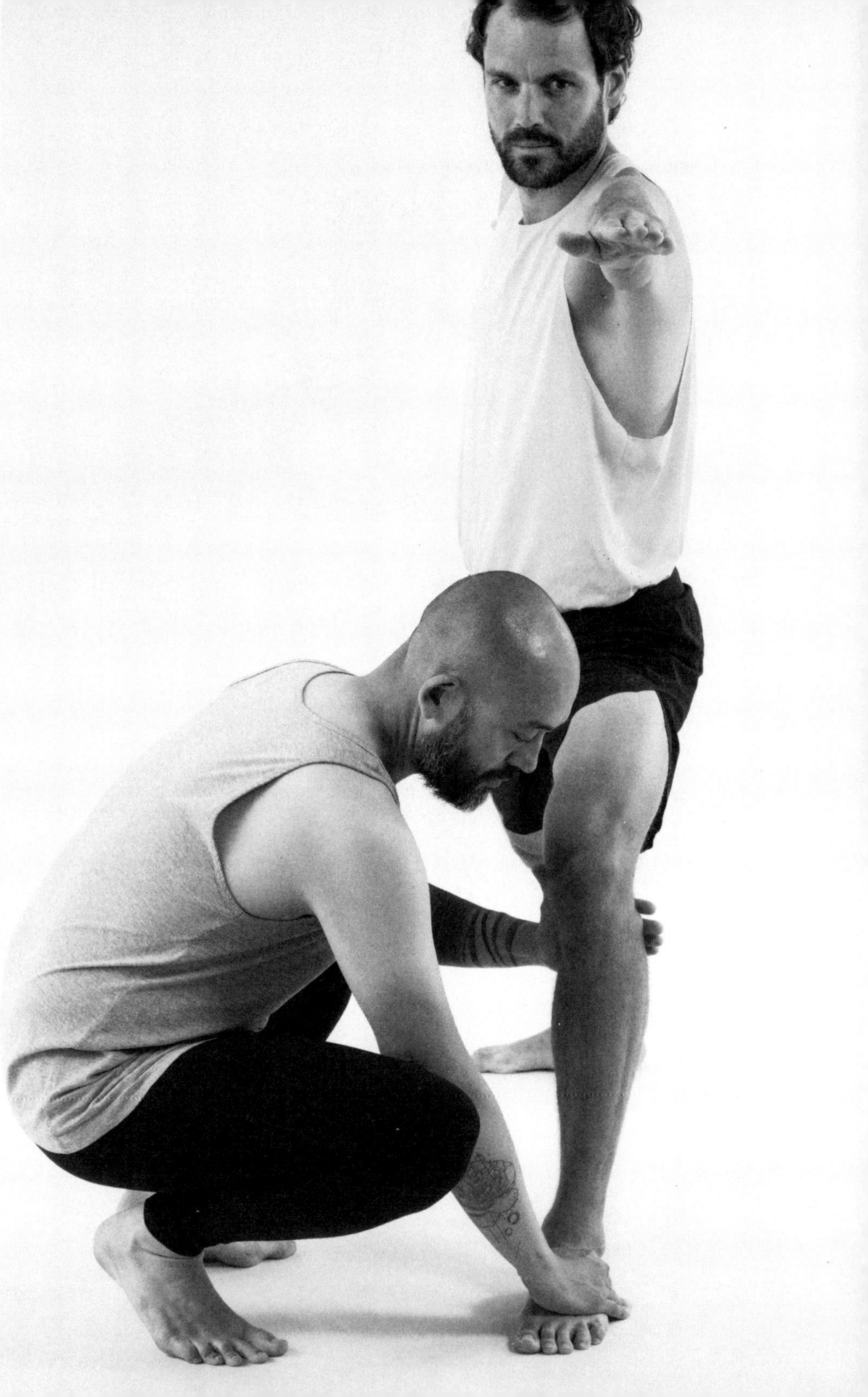

BROTHER + YOGI = BROGI

Si tu lis ces lignes, c'est qu'il est peut-être temps pour toi de changer quelque chose dans ta vie... et pour nous de te transmettre ce que nous savons.

On ne vient jamais au yoga par hasard ! Quelqu'un t'a peut-être offert ce livre (et tu peux le remercier) ou bien tu as été curieux. On t'a conseillé le yoga pour ton dos qui te fait souffrir ; tu ne sais plus comment gérer ce stress qui t'envahit au quotidien ; tu te sens irritable toute la journée ; tu as l'impression de tourner en rond dans ta vie ; tu as du mal à accepter certaines fragilités...

Peut-être aussi as-tu commencé le yoga pendant le confinement, mais depuis, tu n'as jamais osé aller en studio, pour toutes les raisons détaillées précédemment.

La vérité, c'est que le yoga va sans doute te faire du bien, et tellement plus encore. Ce chemin, des milliers de Brogis l'ont emprunté avant toi, avec leurs hésitations et leurs a priori, leurs doutes et leurs peurs. Nous, nous avons décidé de le partager avec toi, de te le transmettre, pour que toi aussi tu puisses en profiter. Tu verras, on te donne vraiment accès à un truc de fou !

- Être un Brogi, c'est avant tout faire partie d'une communauté qui a compris que prendre soin de soi et prendre soin des autres est une priorité. Au sein de notre communauté, nous accueillons tout le monde, quelles que soient sa sensibilité, sa force, sa souplesse... C'est la notion de *brotherhood*, de fraternité ou de camaraderie.
- Être un Brogi, c'est comprendre où est vraiment ta place. Et prendre conscience que le temps est précieux, alors autant en profiter pleinement et sans attendre.
- Être un Brogi, c'est savoir mettre de côté son ego pour faire les choses avec le cœur, sans rien attendre en retour, ni les résultats, ni le regard de l'autre.
- Être un Brogi, c'est aussi être maître de son destin. Rien n'arrive sans effort et tu es le seul responsable de ce qui t'arrive.
- Être un Brogi, c'est s'accepter pleinement et entièrement comme homme, et à tous les niveaux. Un Brogi, c'est un mec actif, conscient de ses forces et de ses faiblesses, avec une envie constante d'amélioration. C'est aussi un mec viril qui accepte de ressentir ses émotions, un mec viril en accord avec sa part de féminité et sa sensibilité. Car oui, les vrais hommes pleurent.

ET TOI ?

> Sois honnête avec toi : où en es-tu avec toi-même aujourd'hui ?

> Le yoga ne te fait pas devenir moins homme, il te fait devenir un Bon Homme.

UN YOGA MODERNE ET DÉCOMPLEXÉ

Le yoga, pour toi, ce sont des mecs et des nanas qui se contorsionnent sur des tapis avec des colliers de perles en bois autour du cou, le tout dans les vapeurs d'encens ? Vu comme ça, c'est sûr, ça ne fait pas rêver ! Mais nous sommes en 2023, et les temps ont bien changé !

Le yoga des Bons Hommes, c'est un yoga moderne et décomplexé, qui s'inspire de préceptes vieux de milliers d'années pour leur donner un sens actuel. C'est un état d'esprit, une attitude, un mode de vie, qui se pratique à la fois sur le tapis mais aussi en dehors. Alors oublie tout ce que tu sais (ou tout ce que tu crois savoir !) et viens (re)découvrir le yoga avec nous. Et te (re)découvrir toi-même[1].

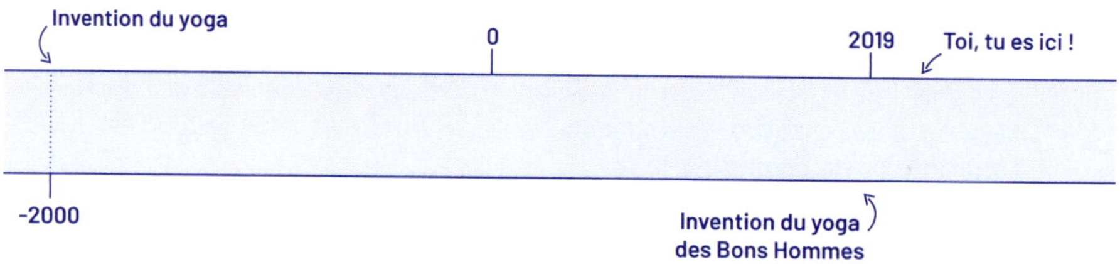

Si tu as ce livre entre les mains, à toi maintenant de t'engager.

1 Si tu veux en savoir plus sur l'histoire du yoga, tu peux lire *Yoga : l'encyclopédie*, sous la direction d'Ysé Tardan-Masquelier (Albin Michel, 2021) ou *Les Racines du yoga*, de James Mallinson et Mark Singleton (Almora, 2020).

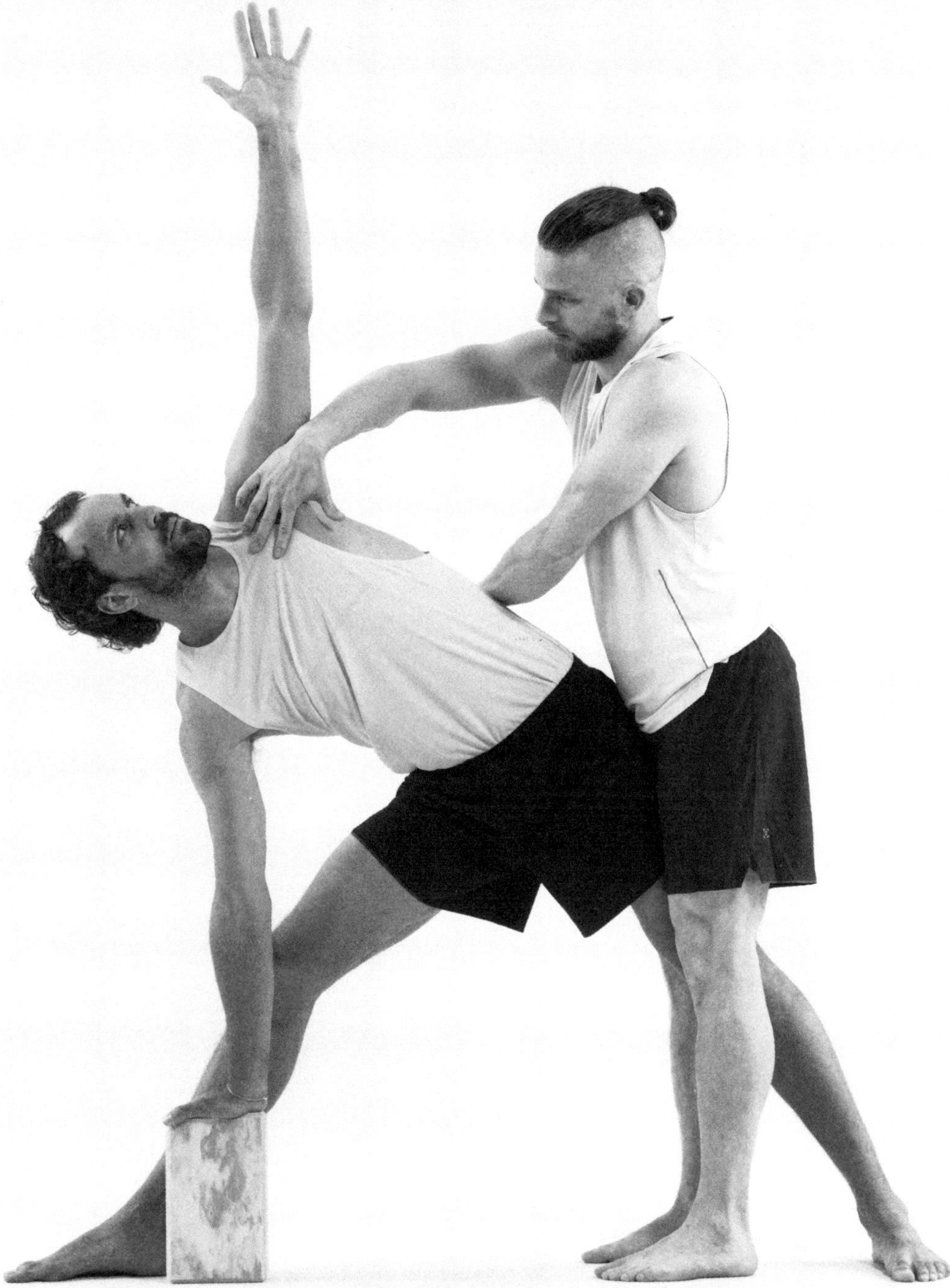

POURQUOI FAIRE DU YOGA ?

Si le yoga est aussi connu et pratiqué dans le monde, c'est parce qu'il a des effets bénéfiques validés par la science.

En faisant du yoga, tu vas gagner en performances, qu'elles soient physiques, mentales ou sociales.

PARCE QUE TU VAS TE SENTIR MIEUX DANS TON CORPS

Le yoga te permet de développer ta souplesse, ta force, ton équilibre et ta proprioception (on t'expliquera ce que c'est page 81). Résultat : tu vas améliorer tes performances physiques et sportives. Si tu pratiques déjà un sport, c'est un excellent complément, et même la meilleure préparation qui existe. Ce n'est pas un hasard si les sportifs de haut niveau s'y mettent !

Le yoga a été réfléchi comme une pratique d'acupression. Comme dans la médecine traditionnelle chinoise et l'acupuncture, tu vas faire des compressions sur tes lignes d'énergie du corps (*nadis*) afin de libérer tes tensions et de stimuler la circulation de l'énergie. L'énergie, ce n'est pas magique, c'est l'ensemble des fluides du corps : le sang, la lymphe... et même la conscience de ton corps (*citta*). Ce n'est pas juste du sport ! Et c'est la raison pour laquelle cette pratique perdure depuis des millénaires, tout comme la médecine traditionnelle chinoise.

Le yoga te permet aussi d'améliorer ta santé sur le plan global, avec un renforcement de ton système immunitaire (grâce à une meilleure circulation de la lymphe qui transporte les globules blancs), une baisse de la tension artérielle, une diminution du taux de sucre dans le sang et un meilleur fonctionnement de tes systèmes (circulation, respiration, digestion, fonctionnement des articulations...). En d'autres termes, tu seras en meilleure santé et tu tomberas moins souvent malade.

« J'ai commencé à pratiquer le yoga presque par hasard, il y a une quinzaine d'années, à la fin de longues journées de formation de massage thaï à Chiang Mai, en Thaïlande. Cette thérapie se déroule au sol et la position accroupie sur les genoux peut être très inconfortable pour les citadins que nous sommes. Pour assouplir et renforcer le corps, les Thaïlandais pratiquent le *hatha yoga* en fin de journée. Je suis ensuite rentré en France et je me suis formé à différentes approches du yoga. Cela a complètement changé ma façon de me comporter et de me tenir au quotidien et, moi qui n'étais pas souple pour un sou, j'ai commencé à développer des routines de mobilité en pleine conscience. Elles m'ont apporté une forme de souplesse qui me permet de me sentir bien dans ma carapace physique et d'enchaîner des journées de travail debout (consultations en ostéopathie) et des entraînements sportifs quasi-quotidiens presque sans tensions ! »

Samuel

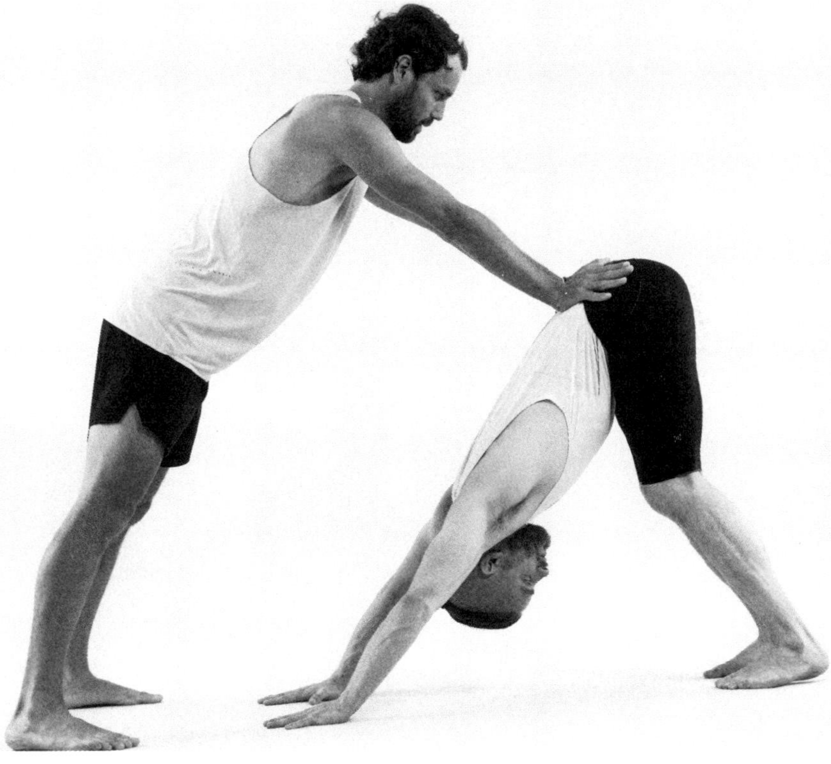

« Issu du monde de la gymnastique, là où force et performance ne laissent place à rien d'autre, j'ai longtemps été un compétiteur à tous les points de vue : vouloir être le meilleur (souvent au détriment des autres), ne chercher que l'excellence et rien d'autre. La performance et le résultat comme leitmotivs. Ma première rencontre avec le yoga s'est faite lors d'un stage de performance en haute altitude. Je vous laisse imaginer l'ambiance de gros bras bien balaises qui se mettent à faire des *asanas*. Une scène des plus rigolotes, une aisance et une mobilité limitées par des gros muscles saillants : voilà mon premier contact avec le yoga ! Quand j'y repense, je me dis que le prof a dû se demander qui étaient ces mecs sous testo, incapables de bouger et demandant où sont les haltères. Je suis ensuite devenu ambassadeur pour la marque Lululemon. Grâce à eux, j'ai pu découvrir un peu plus ce qu'était le yoga. J'ai le souvenir d'une prof qui chute dans sa posture et qui se relève avec un sourire en nous disant : "C'est ça aussi le yoga." Venant du monde de la compétition et de la gagne, vous imaginez ma surprise quand on m'a dit que tomber c'est OK. En gymnastique, tu tombes, tu oublies ton podium. J'ai aimé ce détachement face au résultat, se détacher de la performance pour rentrer dans le vrai, dans le dur, devenir soi. Apprendre à échouer n'est pas chose aisée, mais c'est l'une des raisons qui m'ont amené au yoga. J'avoue que j'ai mis du temps à comprendre la subtilité entre la force et l'équilibre. L'éloge de la lenteur, c'est ça qui me plaît aujourd'hui. »

Prosper

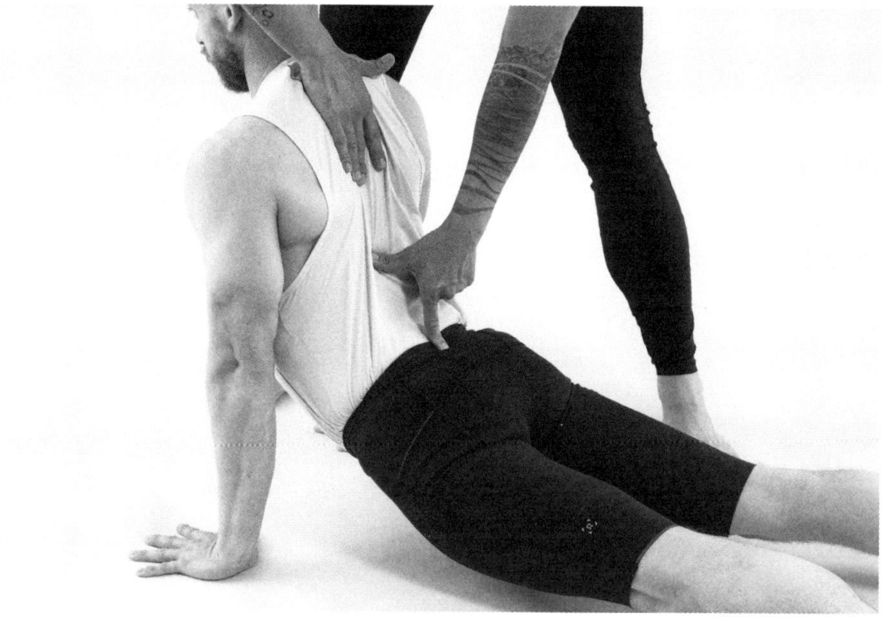

« J'ai aujourd'hui 45 ans. L'âge où tout fout le camp. Enfin pas tout, mais surtout mon dos. Il y a quelques années, on m'a diagnostiqué une discopathie dégénérative. Une détérioration des disques vertébraux pour parler simplement. Je ne pouvais plus me baisser sans plier mes genoux comme un homme beaucoup plus vieux. Un chirurgien m'a même proposé de me souder deux vertèbres. Tout le monde en souffre ou en souffrira à un moment donné, mais tout le monde ne ressent pas de douleur. La douleur reste un phénomène mystérieux. Le monde moderne beaucoup trop sédentaire est l'une des premières causes des lombalgies en général. *"Sitting is the new smoking"* : rester assis nous tuera comme la cigarette des années 1980. Et saupoudrez le tout d'une bonne dose de stress... Des études récentes montrent qu'une thérapie mouvementale de type ostéopathique accompagnée d'une vraie prise de conscience du corps mais également d'une prise en charge psychologique donne de meilleurs résultats. Par bonheur, le yoga postural réalisé de façon thérapeutique réunit toutes ces conditions : du mouvement ciblé, une réappropriation du corps et des sensations, et la détente amenée par la respiration et la méditation. Je peux dire simplement que le yoga a changé ma vie. Phrase que j'entends toujours régulièrement au détour d'un tapis... »

Fred

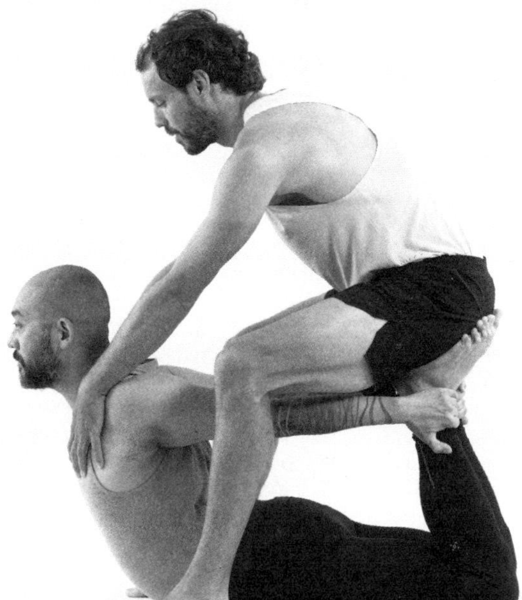

PARCE QUE TU VAS APAISER TON MENTAL

Pratiqué régulièrement, le yoga détend le système nerveux. Il apporte calme et détachement. Il fait baisser le niveau de cortisol (l'une des hormones du stress) – c'est prouvé ! – et t'aide donc à mieux gérer tes émotions.

« J'ai aujourd'hui 33 ans. J'ai commencé la gym en compétition à 8 ans et ma dernière participation aux championnats de France date de 2016, soit dix-neuf ans de compétition ! Dix-neuf ans à essaier de monter sur un podium, cela crée un *mindset* qui amène une façon de penser et d'agir au quotidien. Une pression permanente qui peut déteindre sur la vie de tous les jours.

L'idée de vouloir tout contrôler, de vouloir anticiper chaque chose, d'être dans la perfection continue, de toujours chercher à être sur le podium, m'a amené à avoir une vie sous pression permanente, à avoir besoin de briller pour moi et pour impressionner les autres, à vouloir être une machine, un athlète sans faille et sans défaillance.

À travers le yoga, j'ai appris à lâcher prise, à accepter l'échec, à être OK avec mes faiblesses et surtout à ne plus être en recherche permanente de performance. J'ai pu, grâce à ce changement d'état d'esprit, débarrasser mon esprit de choses inutiles et encombrantes, de la pression du résultat, avancer dans ma recherche d'épanouissement et m'autoriser à ne pas réussir du premier coup. J'y ai retrouvé les mêmes sensations que celles de la gym : concentration, maîtrise du geste, précision dans les détails mais sans attendre quoi que ce soit en retour, faire pour faire. »

Prosper

« L'un des principes du yoga est de se maîtriser mentalement lors de la réalisation des *asanas* (postures). Certaines peuvent être difficiles à réaliser physiquement à un moment donné. Le fait de conserver son calme, de garder son attention concentrée, sans s'énerver, sans laisser sa respiration s'emballer demande un certain "entraînement". Cet entraînement mental m'imprègne tellement qu'il m'accompagne ensuite dans ma vie de tous les jours, en dehors du tapis. *Off the mat*, comme on dit chez nous. Avant, je perdais rapidement mon calme, je montais vite dans les tours. Maintenant, sans forcer, tout me paraît plus simple. Comme une sensation de maîtrise. Mais rien de magique : je me rends compte aujourd'hui que mon esprit a appris à se maîtriser dans des situations difficiles et que je suis capable de ramener le calme en toutes situations. Malgré tout, je ne suis ni un saint ni un moine shaolin. Parfois, le naturel revient au galop, mais, à ce moment-là, j'ai conscience d'aller trop loin, j'ai appris à me connaître. »

Fred

« Le yoga m'a appris à mieux cohabiter avec mon mental, à laisser mes ressentis s'exprimer plus librement, à dépasser mes croyances limitantes, à être plus ancré dans le présent, à mieux moduler mes polarités yin et yang, nos énergies complémentaires. C'est également grâce aux pranayamas (techniques de maitrise du souffle), que j'ai appris à mieux appréhender ma respiration et donc à mieux comprendre comment reprendre les rênes de mes émotions. Sache, Brogi, que sur le plan psychique, le yoga t'apprendra à envisager la vie davantage en conscience, à être moins réactif et plus bienveillant vis-à-vis de toi et des autres. »

Samuel

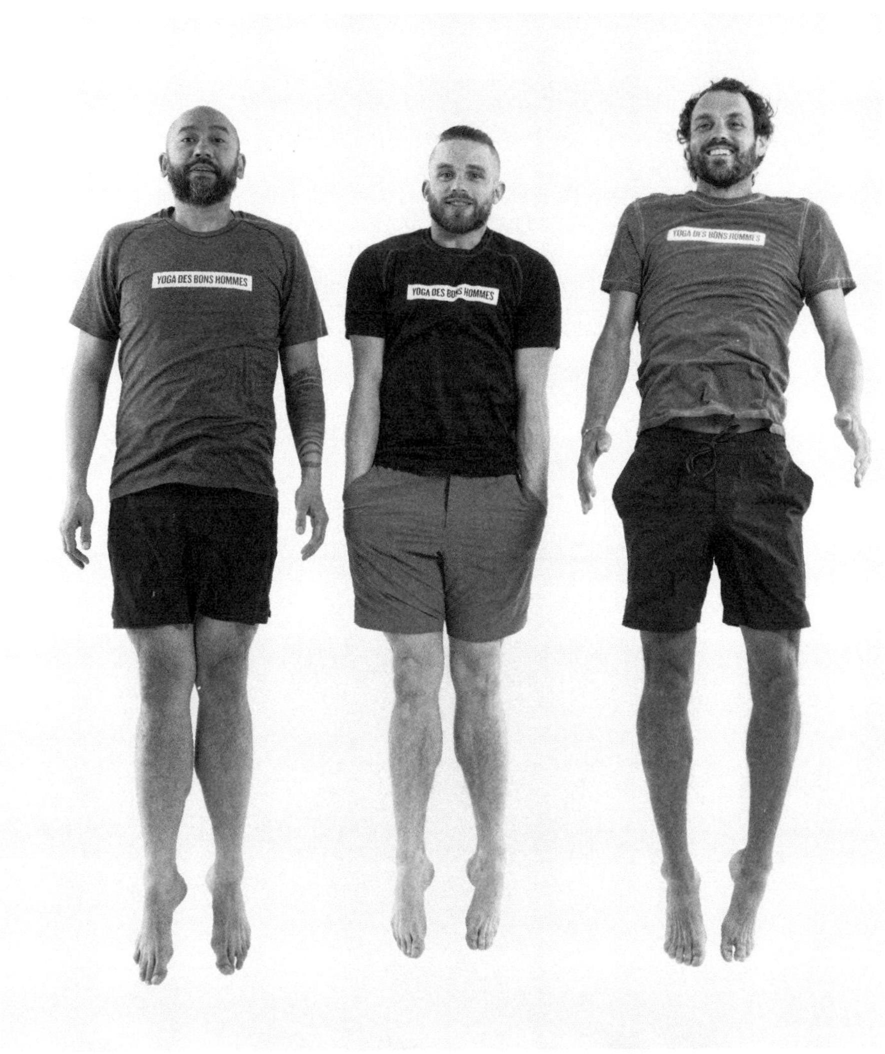

PARCE QUE TU VAS TE SENTIR MIEUX AVEC LES AUTRES

En t'aidant à être mieux dans ta peau, le yoga t'aide aussi à être mieux avec les autres. Il promeut une meilleure communication et des relations apaisées, il développe l'écoute de l'autre. À la clé, moins d'agressivité, moins d'esprit de compétition... Finie l'image du mâle dominant, place au Bon Homme, bienveillant avec lui-même et bien avec les autres.

« On ne se ressemble pas mais comme une fratrie, sans aucun jugement, d'âge, d'origine, de sexualité, de morphologie (et d'humour...), le yoga nous unit dans nos différences. Le plaisir de se retrouver autour d'une pratique, de se voir et d'échanger : une troisième mi-temps en somme. Un moment suspendu, un moment à nous autour de valeurs communes.

Lorsqu'un groupe avance dans la même direction, la magie opère sans s'en rendre compte.

Chez nous, après les classes, un moment est toujours réservé à la communauté autour d'un verre, ou d'un en-cas. Alors que le yoga n'est pas un sport collectif, créer un esprit d'équipe est la valeur du yoga des Bons Hommes. Passer de l'individualité de la pratique à un sentiment d'appartenance à un groupe. »

Fred, Prosper et Samuel

Et on ne t'a même pas parlé du sexe...

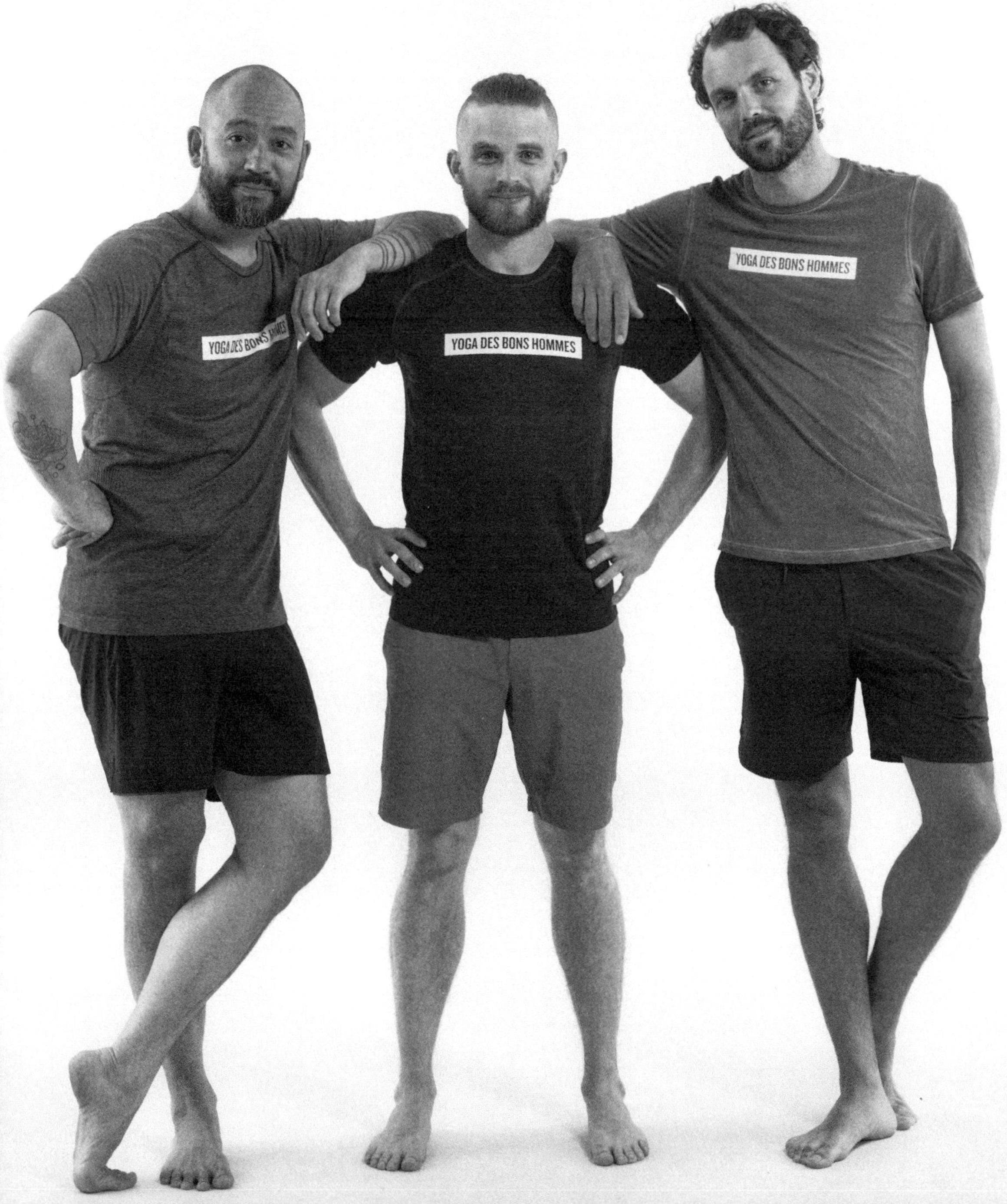
YOGA DES BONS HOMMES
YOGA DES BONS HOMMES

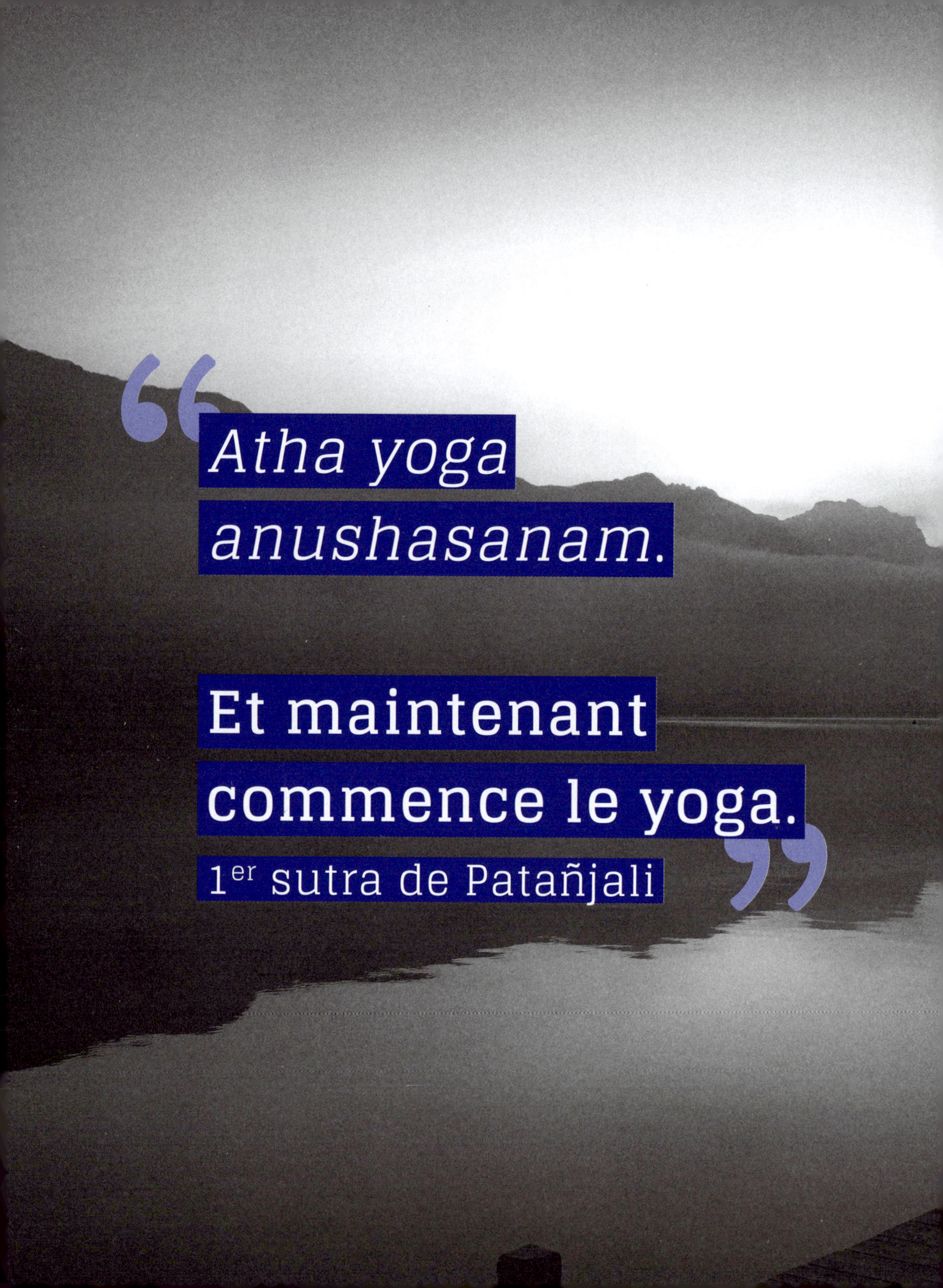

> *Atha yoga anushasanam.*
>
> **Et maintenant commence le yoga.**
>
> 1er sutra de Patañjali

LES 7 (+1) SECRETS DU BROGI

EN ROUTE VERS LA LIBÉRATION

Le yoga est basé sur huit piliers, des grands principes qui valent à la fois sur le tapis et hors du tapis. Ce sont également des étapes à suivre, des règles de vie dont l'objectif final – le huitième secret – est la libération et le bonheur.

LES 7 + 1 SECRETS DU BROGI, VUS PAR LE YOGA DES BONS HOMMES

1. Respecte-toi, respecte les autres (*yamas*).
2. Respecte la règle, respecte la vie (*niyamas*).
3. Bouge (*asana*).
4. Respire (*pranayama*).
5. Écoute-toi (*pratyahara*).
6. Concentre-toi (*dharana*).
7. Pose-toi (*dhyana*).

+1. Libère-toi ! (*samadhi*).

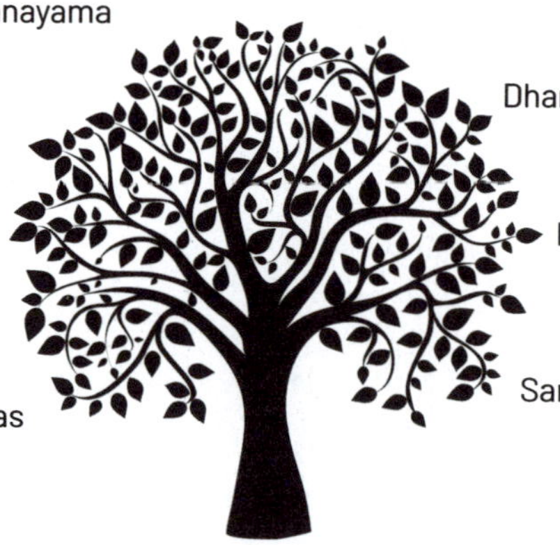

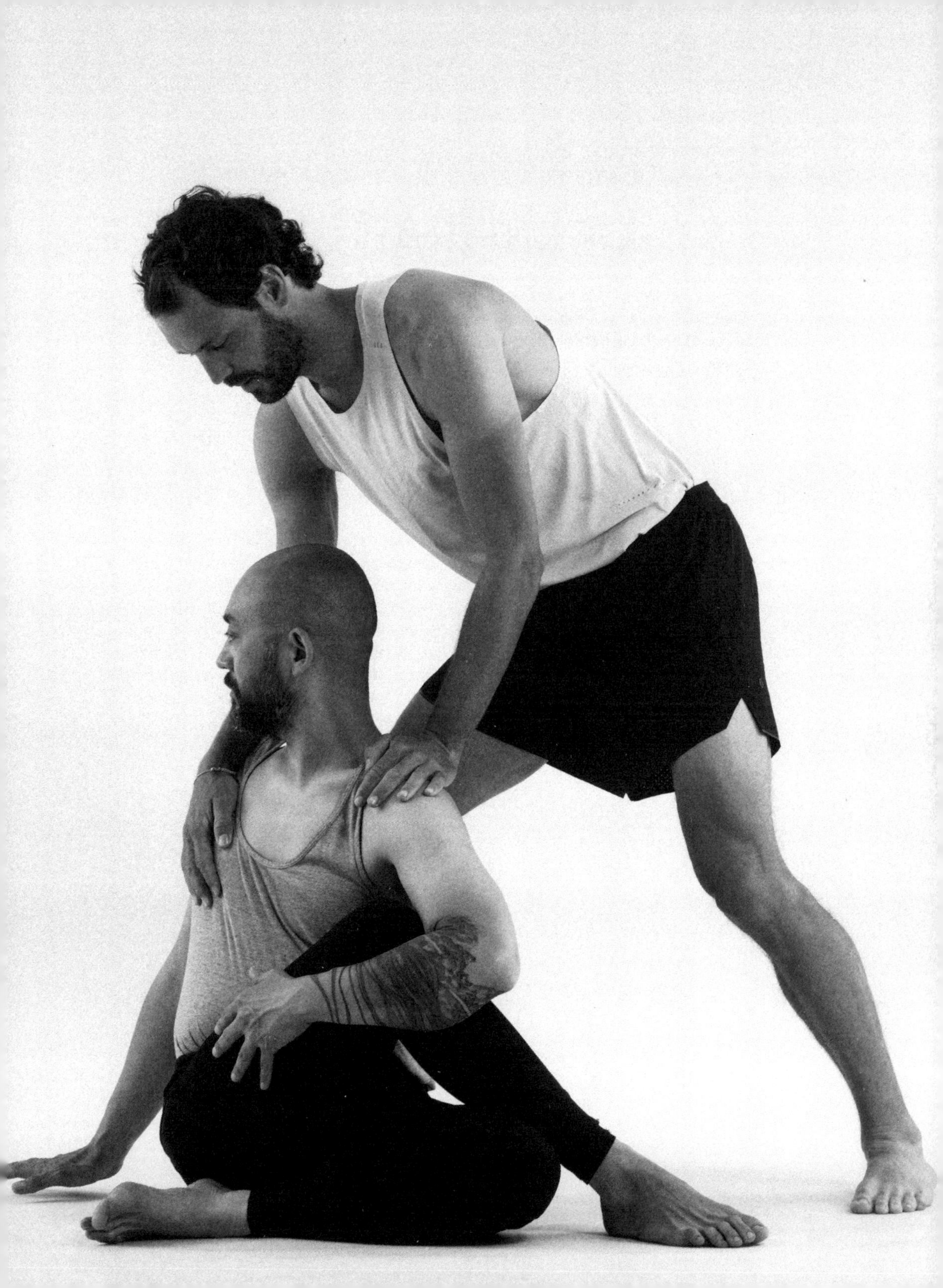

RESPECTE-TOI
RESPECTE LES AUTRES (*YAMAS*)

Le premier pilier du yoga, c'est en quelque sorte ton code de conduite en société, celui qui te guide dans ta recherche de l'harmonie avec le monde extérieur. Il se décline en cinq *yamas*.

FAIS L'AMOUR, PAS LA GUERRE (*AHIMSA*)

Ahimsa, c'est le principe de la non-violence. Cela signifie aimer, donner, sourire aux autres, faire preuve de bienveillance en tenant la porte à quelqu'un, en disant « bonjour », « merci » et « au revoir »... C'est aussi s'intéresser aux autres en les écoutant vraiment, en rendant service pour le simple plaisir de rendre service et pas pour flatter son ego.

Mais comme la bienveillance commence par soi-même, cela implique aussi, et avant tout, de se respecter et de s'aimer soi-même. Sur le tapis, cela veut dire ne pas forcer pour ne pas se faire mal et ne pas se blesser. Hors du tapis, cela nécessite de prendre soin de son corps et de son esprit, par exemple en faisant attention à la manière dont on se nourrit.

ET TOI ?

> Quelle est la dernière fois que tu as fait du bien autour de toi ? Quelle a été ta dernière « bonne action » ?

> Quand t'es-tu montré agressif pour la dernière fois ? Quand as-tu haussé le ton ? Est-ce que cela était vraiment nécessaire ?

SOIS HONNÊTE (*SATYA*)

Tu es honnête quand ta parole, tes gestes et ton attitude sont alignés. Ainsi, tu es en accord avec toi-même. Dans un monde où les réseaux sociaux, et en particulier Instagram, ne nous montrent que le beau, où la société nous demande de toujours être en forme et au top, il est important de ne pas se voiler la face. Chacun a aussi le droit d'être down. Alors soyons un peu plus en accord avec nous-même, demandons vraiment aux gens comment ils vont et arrêtons de toujours nous trouver des excuses pour ne pas faire les choses. S'assumer fait aussi partie du chemin.

ET TOI ?

> Agis-tu toujours comme tu le penses, en fonction de tes convictions ?

> Est-ce que tu n'as pas parfois l'impression de te mentir ?

DONNE SANS RIEN ATTENDRE EN RETOUR (*ASTEYA*)

Asteya, c'est être proactif : ne pas tout garder pour soi mais penser aux autres, donner de sa personne, de son temps, partager... sans attendre de retour sur investissement. Arrête de prendre des choses ou du temps aux autres, arrête de profiter des autres... Tu verras comme tu te sentiras bien après ! Et tu verras tout ce que l'univers t'apporte en retour quand tu donnes autour de toi. Garde en tête cette phrase de Georges Gurdjieff : « Ce que tu donnes t'appartient, mais ce que tu gardes est perdu à jamais. »

ET TOI ?

> As-tu déjà donné sans rien attendre en retour ? Sans être dans le calcul ?

> Donnes-tu de ton temps, de ta personne aux autres ?

SOIS MODÉRÉ (*BRAHMACHARYA*)

La modération, c'est l'équilibre : ni trop, ni pas assez. C'est la simplicité, le rejet des excès (physiques et mentaux). Dans le monde tel qu'il est aujourd'hui, où tout va trop vite, où on veut tout, tout de suite et où les extrêmes sont rois, le yoga te ramène à l'essentiel de ce qu'est la vie. Il t'invite à prendre le temps, à déconnecter, à respirer, à écouter, à être en cohérence avec toi-même, à te recentrer enfin sur toi. Il t'invite aussi à voir la palette des gris qui composent le monde, sans jugement. Car non, le monde n'est pas qu'en noir et blanc…

ET TOI ?

> Quand as-tu éteint ton téléphone pour la dernière fois ?

> Es-tu ouvert au débat quand une personne n'est pas d'accord avec toi ?

DÉTACHE-TOI DE TES DÉSIRS (*APARIGRAHA*)

Aparigraha, c'est le non-attachement au résultat et à la performance. Il t'invite à te détacher du matériel et de la « norme » pour suivre ton propre chemin. Cela implique aussi de te détacher de tes désirs. Car le désir crée la frustration et la souffrance : c'est l'un des quatre piliers du bouddhisme. Dès que tu désires, dès que tu veux plus, tu souffres ! D'où l'importance de savoir faire la différence entre désirs et besoins. On fait souvent l'erreur de vouloir plus, au-delà de ce dont on a vraiment besoin.

ET TOI ?

> Es-tu conscient de la différence entre les choses que tu désires et celles dont tu as besoin ?

> As-tu déjà acheté des objets dont tu ne t'es jamais servi ?

> As-tu déjà observé ce qui se passe en toi quand tu combles un désir et quand tu combles un besoin ?

RESPECTE LA RÈGLE, RESPECTE LA VIE (*NYAMAS*)

Les *nyamas* constituent le code de conduite envers toi-même, ta discipline personnelle. Ils sont également composés de cinq grands principes.

MOTIVE-TOI (*TAPAS*)

Tapas, c'est la discipline, la constance, l'engagement. « La plus grande liberté naît de la plus grand rigueur », disait Paul Valéry. C'est grâce à cette discipline que tu pourras gagner ta liberté. Rien n'arrive sans effort, alors donne-toi les moyens d'y parvenir. Fixe-toi un rendez-vous chaque semaine, et tiens-le. De l'engagement vient l'habitude, et de l'habitude vient la liberté.

ET TOI ?

> Y a-t-il un jour dans la semaine où tu prends soin de toi ?

> As-tu déjà pris un abonnement à la salle de sport sans y aller ?

APPRÉCIE CE QUE TU AS (*SANTOSHA*)

Le contentement, c'est le fait de satisfaire ses besoins et non pas de vivre pour combler ses désirs et ses envies. C'est le fait d'accepter la réalité telle qu'elle est et pas comme on voudrait qu'elle soit. En prenant conscience de la simplicité de la vie, on comprend que ce que l'on a, c'est déjà, beaucoup ! Cela ne veut pas dire se restreindre, mais plutôt apprécier tout ce que l'on a déjà, sans en vouloir forcément plus. On n'est pas bien là ?

ET TOI ?

> As-tu réellement besoin de ce téléphone portable dernier cri ?

> Tu respires en ce moment, tu es vivant... Ce n'est déjà pas si mal, non ?

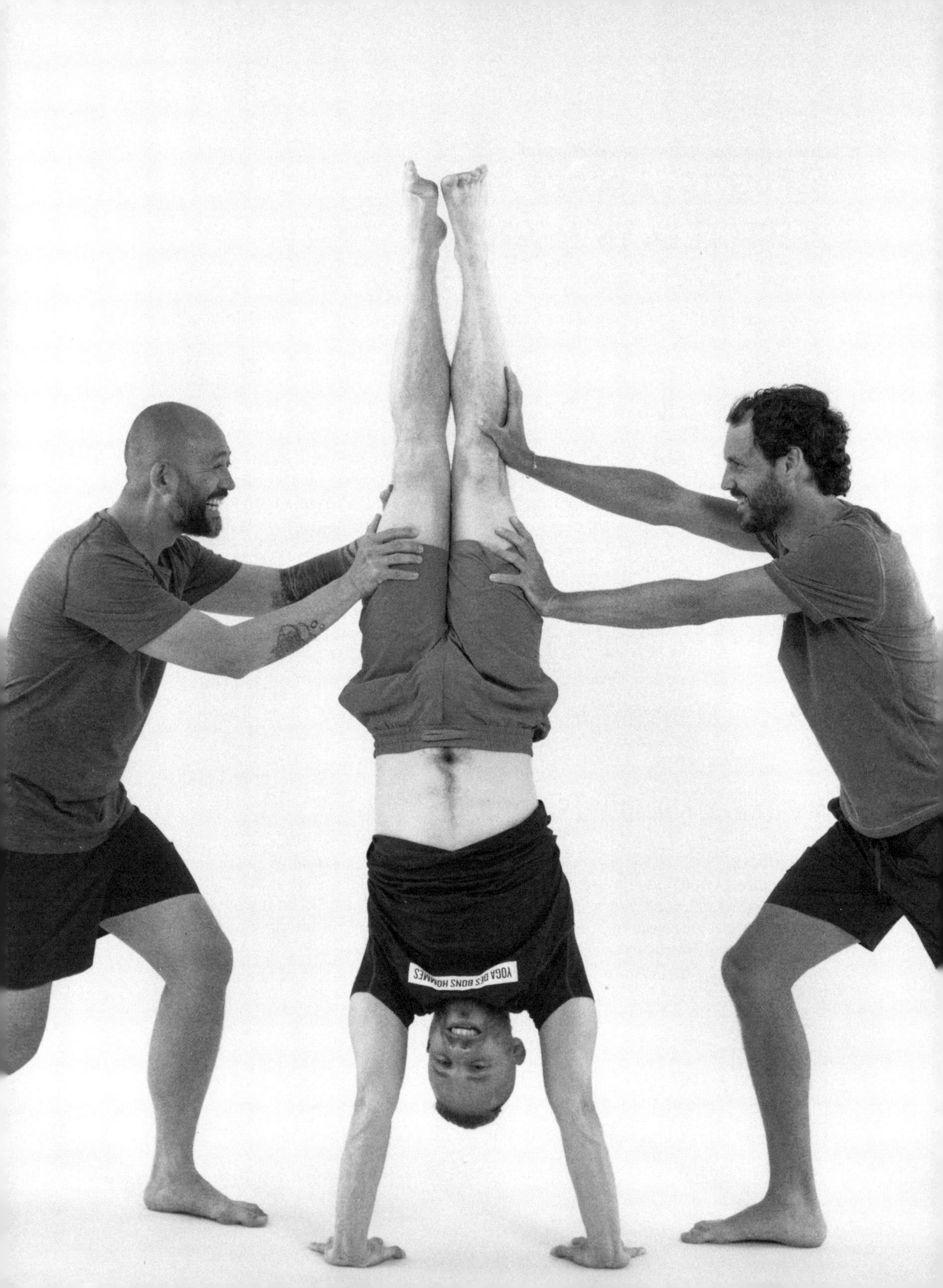
YOGA DES BONS HOMMES

PRENDS SOIN DE TOI (*SAUCHAS*)

Se respecter, c'est aussi prendre soin de son corps, et cela passe par des actes très concrets : se nourrir, s'hydrater… et se laver ! Prendre soin de ton corps, de ton apparence, de ton image est essentiel : tu ne peux pas attendre quelque chose de quelqu'un si tu n'es pas « présentable » ; tu ne peux pas attendre que la vie s'ouvre à toi si tu ne prends pas soin de toi. Prendre soin de soi, c'est aussi respecter la vie. Alors, en un mot, lave-toi !

ET TOI ?

> Quelle est ta routine matinale ?

> Combien de litres d'eau bois-tu par jour ? Manges-tu cinq fruits et légumes par jour ?

APPRENDS À T'OBSERVER (*SWADHYAYA*)

L'introspection, c'est être capable d'observer ses réactions, son comportement et ses manières avec du recul et sans jugement, de se regarder tel que l'on est avec un regard juste et détaché, dans le but d'apprendre à mieux se connaître.

ET TOI ?

> Sais-tu de quoi ton corps a besoin quand tu es fatigué ?

> Te repasses-tu les scènes que tu viens de vivre pour comprendre tes réactions ?

LAISSE-TOI FAIRE (*ISHWARA PRANIDHANA*)

(Ça va bien se passer !)

Ishwara pranidhana, c'est la capacité à s'abandonner à quelque chose de plus grand que soi. Cette dévotion n'est pas forcément religieuse, c'est à toi de lui donner le sens que tu souhaites.
Tu le verras, à un moment donné, peu importent tes croyances, tu vas te sentir appelé et aspiré par quelque chose, quel que soit le nom que tu lui donnes. Tu ne sais pas pourquoi, mais tu y crois, tu le sens, tu sais que c'est ce qu'il te faut, tu sens que cela te fait du bien, tu as envie d'y aller. Alors pourquoi résister ? Laisse-toi aller... Tout est possible à qui y croit.

ET TOI ?

> Est-ce que tu es prêt au changement ?

BOUGE (*ASANAS*)

Quand on pense *asana* (voire « yoga » !), on pense généralement aux postures, aux mouvements que l'on pratique sur le tapis. En réalité, le terme *asana* désigne simplement la position assise que l'on adopte pour faire des exercices de respiration ou pour méditer. Aucun rapport ? Si, bien au contraire. En fait, l'objectif des *asanas*, donc des différents exercices et postures pratiqués sur le tapis, c'est de te préparer à adopter cette fameuse position assise qui te permet de méditer. Le yoga va t'apporter des bénéfices, mais en réalité, ce ne sont que des effets secondaires. La finalité, le but ultime, c'est la respiration et la méditation.

Le yoga est un chemin, une série d'étapes ; et les *asanas* un des moyens pour y arriver. C'est la raison pour laquelle Pattabhi Jois, un grand maître yogi, disait : « Pratiquez, le reste viendra. » D'ailleurs, tout cours de yoga est censé respecter ces huit étapes. Mais, dans la réalité, les cours étant généralement limités à 1 heure, on saute souvent des étapes.

Dans le yoga, le corps est un alibi, un outil pour comprendre le mental, et tous les principes de vie que nous t'avons expliqués dans les pages précédentes. On te donne des clés pour pratiquer sur le tapis, mais le plus important, c'est de sortir tout cela du tapis et de l'appliquer dans ta vie quotidienne, comme une règle de vie générale. C'est bien là la différence entre le yoga et tout autre discipline sportive classique.

En pratique, il existe de très nombreuses écoles de yoga, avec des *asanas* enchaînés de façon plus ou moins lente, dynamique, etc. Leurs règles, leurs postures et leurs séquences sont très différentes d'un prof à l'autre (un prof = un yoga), mais la finalité est la même : t'asseoir, respirer, sentir et méditer.

Et le yoga des Bons Hommes dans tout ça ? Nous, nous te proposons un yoga adapté aux hommes d'aujourd'hui, à la morphologie de chacun, une approche classique du yoga, mais centrée sur l'homme et ses besoins, son environnement, ses croyances... Cela ne veut pas dire qu'il s'agit d'un yoga forcément plus actif ou plus physique. Au contraire, nous souhaitons surtout y amener plus de *yin*, afin de créer un équilibre. Le mot d'ordre n° 1 : ne pas nuire (*Primum non nocere*).

Les quatre styles de yoga les plus connus sont les suivants :

1. Le *hatha yoga*. C'est LE yoga traditionnel. C'est un yoga postural : tu enchaînes les postures et tu restes en place quelques secondes à chaque fois. Cette forme de yoga est idéale pour les débutants. Elle permet d'approfondir techniquement les postures en prenant le temps de l'alignement.

2. Le *vinyasa yoga*. C'est un yoga plus rapide, plus engageant et plus stimulant. Les postures s'enchaînent rapidement.

3. Le *yin yoga*. C'est un yoga très lent, axé sur le relâchement. Les postures sont maintenues jusqu'à 5 ou 10 minutes. Il est idéal pour relâcher, détendre et amener l'introspection.

4. Le yoga thérapeutique. Axé sur des problèmes spécifiques, il cherche à ramener un équilibre de santé. Il va travailler sur les problématiques du corps, par exemple les lombalgies.

Chaque posture peut donc être réalisée dans l'un de ces quatre styles. Illustré ci-dessous, voici un exemple en photos pour la pince (*paschimottanasana*).
Et il en existe bien d'autres ! Connais-tu par exemple le yoga *wine* (qui associe yoga et dégustation de vin), ou encore le yoga chèvre (pas besoin de vous expliquer, si ?) Il existe aussi différentes « marques » de yoga, comme le Bikram, le rocket yoga, etc.

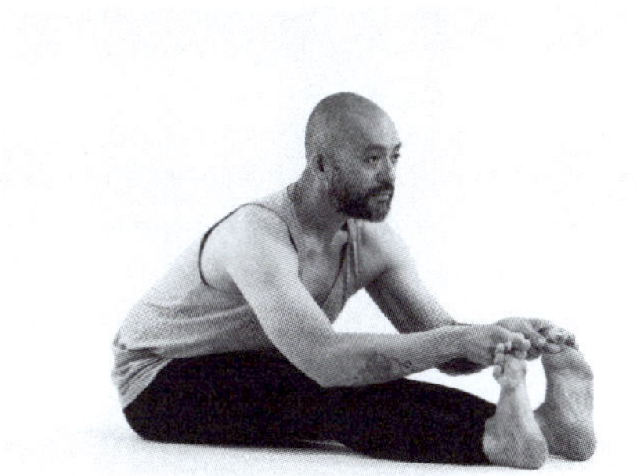
1

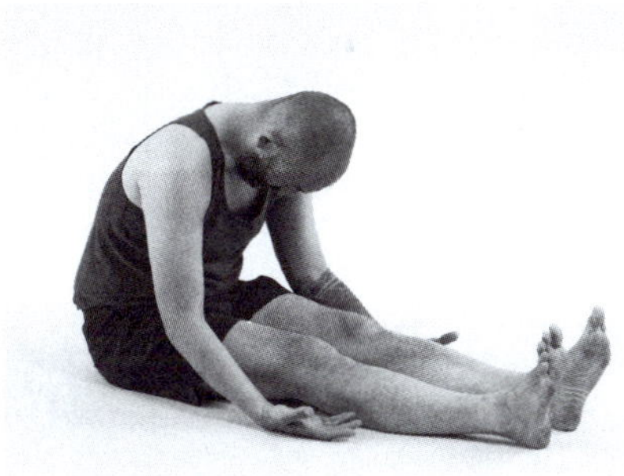
2

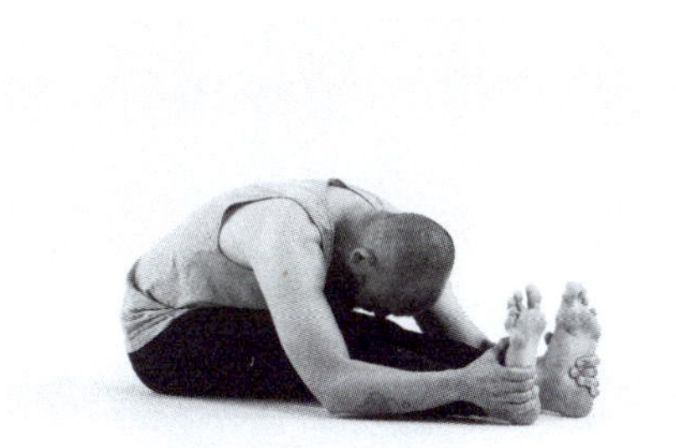
3

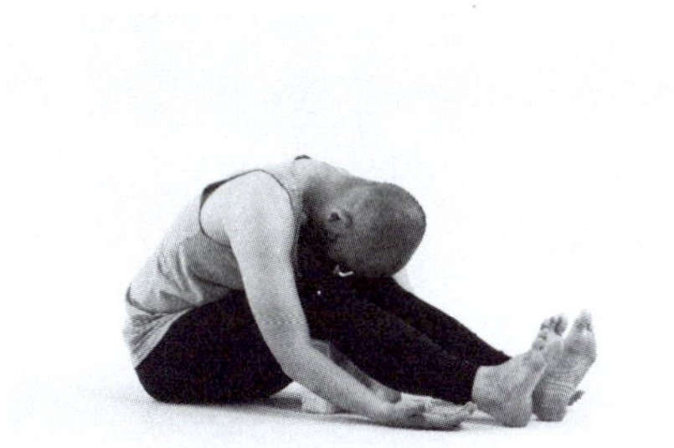
4

ET TOI ?

> Maintenant, à toi de choisir ton yoga en fonction de tes besoins, de tes attentes, de ton profil, du moment de ta vie... Par exemple, si tu es du genre hyper-stressé, très *speed*, que tu as du mal à te concentrer, inutile d'ajouter du feu sur le feu ! Tourne-toi vers le yoga *yin* pour restaurer l'équilibre avec ton excès de *yang*. À l'inverse, si tu es fatigué, en totale léthargie, mise sur un yoga plus dynamique.

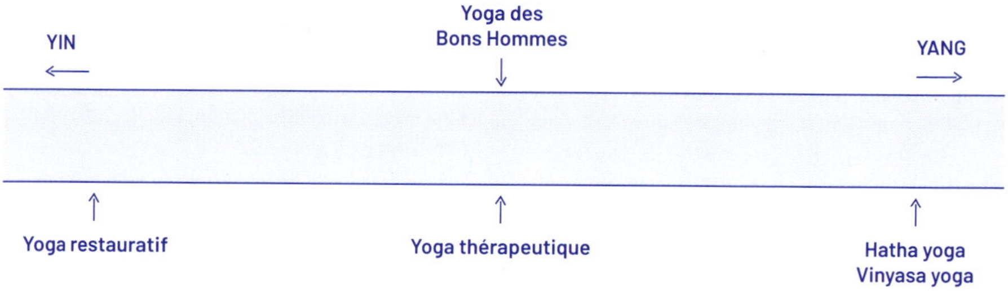

YIN ET *YANG* : QU'EST-CE QUE C'EST ?

Yin et *yang*, ce sont comme les deux versants de la montagne : le *yin*, c'est le côté à l'ombre, sombre et humide ; le *yang*, le côté ensoleillé, chaud et lumineux. Tous les deux forment un équilibre, aucun ne peut exister sans l'autre. Le *yin* et le *yang* sont donc les deux forces à la fois opposées et complémentaires que l'on retrouve dans tous les phénomènes de la vie, tous les mouvements, tous les êtres vivants... C'est comme toi : dans tout ce que tu fais et ce que tu es, il y a une part de *yin* et une part de *yang*. Accepte qu'il existe une énergie contradictoire en toi !

Le *yang*, c'est... le principe masculin, le feu, la chaleur, le soleil, la luminosité, l'élan, l'engagement.

Le *yin*, c'est... le principe féminin, l'eau, la fraîcheur, la lune, l'obscurité, la passivité, la réceptivité.

Si tu veux en savoir plus sur le *yin yoga*, tu peux lire *Yin Yoga : principe et pratique* de Paul Grilley, White Cloud Press.

RESPIRE (*PRANAYAMAS*)

Pranayamas, c'est l'art de la respiration, l'art du souffle. Quand tu respires, tu absorbes l'énergie qui est présente tout autour de toi. Et il faut que tu sois prêt à l'accueillir afin que cette énergie se diffuse jusqu'au bout de tes doigts. En règle générale, nous nous soucions peu de notre respiration. Or c'est grâce à elle que nous vivons, il est donc essentiel d'en prendre conscience et d'en prendre soin en la travaillant. En te permettant de reprendre les rênes de ta respiration, le yoga t'offre les clés de ta vitalité. Selon les yogis, chaque être humain naît avec un certain nombre de respirations. La vie, c'est donc l'art de l'économie de la respiration !

Dans le yoga, il existe différentes pratiques de respiration, certaines étant plus *yin* et d'autres plus *yang*, destinées à purifier ou bien à vitaliser. Tout cela est très codifié ! Mais avant d'appliquer des techniques précises, on va t'apprendre tout simplement à bien respirer. Une bonne respiration est une respiration lente, profonde et aisée.

ET TOI ?

Fais un test tout de suite pour prendre conscience de la puissance du souffle :

> Installe-toi dans un endroit calme et concentre-toi quelques minutes sur ta respiration. Inspire par le nez, expire profondément par la bouche en allongeant ton expiration. Recommence tranquillement pendant quelques minutes.

> Comment te sens-tu maintenant ? Observe l'impact de cette respiration calme et profonde sur ton corps et ton mental.

ÉCOUTE-TOI (*PRATYAHARA*)

Pratyahara, c'est l'éveil et la reconnexion à tes sens pour apprendre, dans un second temps, à les contrôler. Contrôler tes sens te permet de les « éteindre », de te déconnecter du monde extérieur, et donc de te connecter à toi-même, d'éclaircir ta vision des choses. Un exemple tout simple : si tu fermes les yeux, tu reçois mille fois moins d'informations et de charge mentale ! Le fait de se retrouver « à l'intérieur de soi-même » est une étape importante pour arriver à la méditation.

ET TOI ?

> Au moment où tu lis ces lignes, comment te sens-tu ?

> Maintenant, bouche-toi les oreilles et ferme les yeux. Observe ton état ici et maintenant.

CONCENTRE-TOI (*DHARANA*)

La concentration, c'est la clé pour ressentir le *flow*, ce fameux état où l'on se sent complètement absorbé par ce que l'on fait, où l'on ne ressent plus l'effort, où tout devient facile. Tu as sûrement déjà expérimenté cette sensation, par exemple si tu fais du footing : à un moment de ta course, l'effort devient moindre. Dans la vie quotidienne aussi, tu l'as peut-être déjà expérimenté, par exemple quand tu écoutes de la musique, que tu es tellement concentré que plus rien n'existe autour de toi...

ET TOI ?

> Fais ce petit test tout simple. Mets-toi debout sur une seule jambe : combien de temps tiens-tu ? Maintenant, refais le même exercice en te concentrant sur un point situé au loin... Verdict ?

RECONNECTE-TOI (*DHYANA*)

La méditation, c'est la finalité du yoga. Et on ne va pas te mentir, les premières fois, ça peut paraître un peu décevant, voire un peu chiant. Mais ne fais pas l'erreur de t'attendre à quelque chose, d'espérer une récompense qui n'a pas lieu d'être. La méditation, c'est la finalité, pas le but. Ne t'attends pas à devenir un super héros ! Et sache qu'il te faudra encore pas mal d'années de pratique avant d'espérer pouvoir léviter !

Si tu arrives à cette étape, c'est déjà très bien ! Tu t'es reconnecté à toi, aux autres, à ce qui se passe autour de toi. Maintenant, tu vas pouvoir apaiser toutes ces pensées dans ta tête, calmer l'agitation de ton mental. Comment ? Tu découvriras qu'il existe plusieurs façons de faire : la méditation guidée, la méditation de pleine conscience...

ET TOI ?

> Assieds-toi dans un endroit calme, ferme les yeux. Observe ta respiration sans analyse ni jugement. Observe tes pensées et laisse-les passer. Que se passe-t-il en toi dans cette posture ? Observe ton ressenti corporel en partant de tes pieds, et en remontant vers tes genoux, tes cuisses... jusqu'en haut de ta tête.

LIBÈRE-TOI (*SAMADHI*)

Tout le cheminement que tu viens de faire t'amène à cette étape finale, qui est celle du *flow*, de *l'enstase* » (une sorte d'extase intérieure). C'est comme si tu rassemblais, absorbais et concentrais en toi toutes les étapes précédentes. Les notions de temps et d'espace n'existent plus. Tu ne sais plus où tu es ni quelle heure il est, tu es juste bien. Ton corps est relâché, tes douleurs gommées, ton mental calme et apaisé, tes ruminations envolées. Et en même temps, tu es dans un état de créativité maximale.

ET TOI ?

> Nous avons tous vécu cet état au moins une fois... T'en souviens-tu ? Aimerais-tu pouvoir le vivre à nouveau, à la demande, quand tu l'as décidé ?

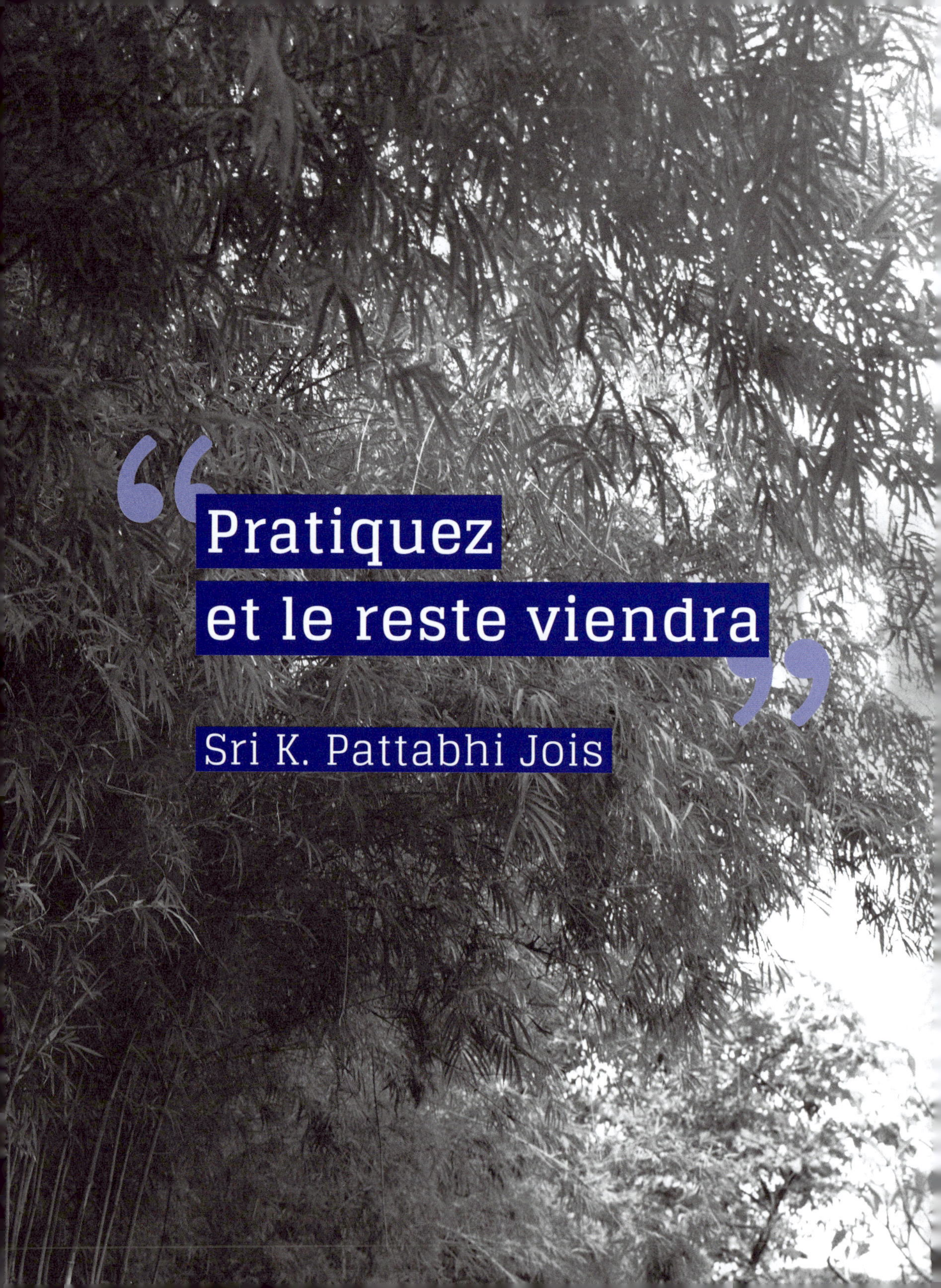
“Pratiquez
et le reste viendra”
Sri K. Pattabhi Jois

21 JOURS POUR DEVENIR UN BROGI

NOTRE PROGRAMME EN 21 JOURS

Nous te proposons maintenant un programme global en 21 jours pour t'aider à devenir un Brogi.

Pourquoi 21 jours ? Parce qu'on dit généralement qu'il faut 21 jours pour changer une habitude... et donc pour en installer de nouvelles. Prêt à relever le défi et à devenir un Brogi avec nous ?

Pourquoi global ? Parce que le yoga, ce ne sont pas que des postures (on espère que tu l'as bien compris maintenant). Voilà pourquoi, chaque jour, nous te proposons trois grands axes de pratiques :

• Le corps, avec l'apprentissage de différentes postures de yoga. N'oublie pas une chose importante : dans chaque posture, tout ton corps doit être engagé, du bout de tes orteils au bout de tes doigts. Tu dois ressentir tout ton corps. Si tu ne sens rien, c'est qu'il y a un problème. Pense toujours « engagement », « alignement »... Ton corps bouillonne à l'intérieur, mais ta respiration doit rester calme. Elle est le miroir de tes émotions. Tu dois trouver le calme dans la posture.

• La tête, avec la découverte de pratiques de « yoga mental », pour t'aider à devenir plus conscient et plus zen. Nous avons décidé de les décliner en sept thématiques sur la semaine :

- un exercice d'ancrage, pour prendre conscience de tes différentes sensations corporelles.
- une pratique centrée sur la concentration grâce au regard.
- une pratique centrée sur l'ouïe et l'écoute.
- un exercice de respiration.
- un exercice basé sur la proprioception.
- une pratique axée sur le retrait des sens.
- et enfin, le dernier jour de chaque semaine, une méditation.

• Le cœur, avec une mise en pratique progressive des règles d'hygiène et du mode de vie du yoga.

Petit rappel : c'est à toi qu'il appartient d'intégrer les pratiques personnelles proposées dans ton quotidien pour en faire ta nouvelle discipline de vie. Ou de ne pas le faire. Inutile de te forcer, écoute tes sensations. Nous, nous sommes juste des guides, des conseillers, des passeurs. Comme au foot, le passeur n'est pas celui qui met le but, mais celui qui permet au buteur de marquer.

DE QUOI AS-TU BESOIN POUR COMMENCER ?

Le tapis, c'est l'équipement de base pour ta pratique quotidienne. Tu peux ensuite prévoir quelques petits accessoires, qui t'apporteront un confort supplémentaire : un coussin ou un *bolster*, des briques de yoga (mais quelques gros bouquins feront aussi parfaitement l'affaire), et éventuellement une sangle pour t'aider à réaliser certaines postures.

Notre conseil en plus : commence par délimiter ton territoire ! Crée ton espace de yoga à toi : ce sera le tien et uniquement le tien pendant ces 21 prochains jours. Chez toi, au bureau... tout est possible. Idéalement, cet espace doit être calme, suffisamment grand et aéré pour que tu puisses bouger sans entraves. Tu dois aussi pouvoir faire varier la luminosité.

Tout au long de ce livre, nous te proposerons des contenus additionnels, accessibles via des QR codes, pour pimper ta pratique. Si tu es en détox digitale et que tu souhaites laisser ton Smartphone de côté, tu peux te rendre directement sur le site des éditions Larousse, à cette adresse : www.editions-larousse.fr/yoga-des-bons-hommes

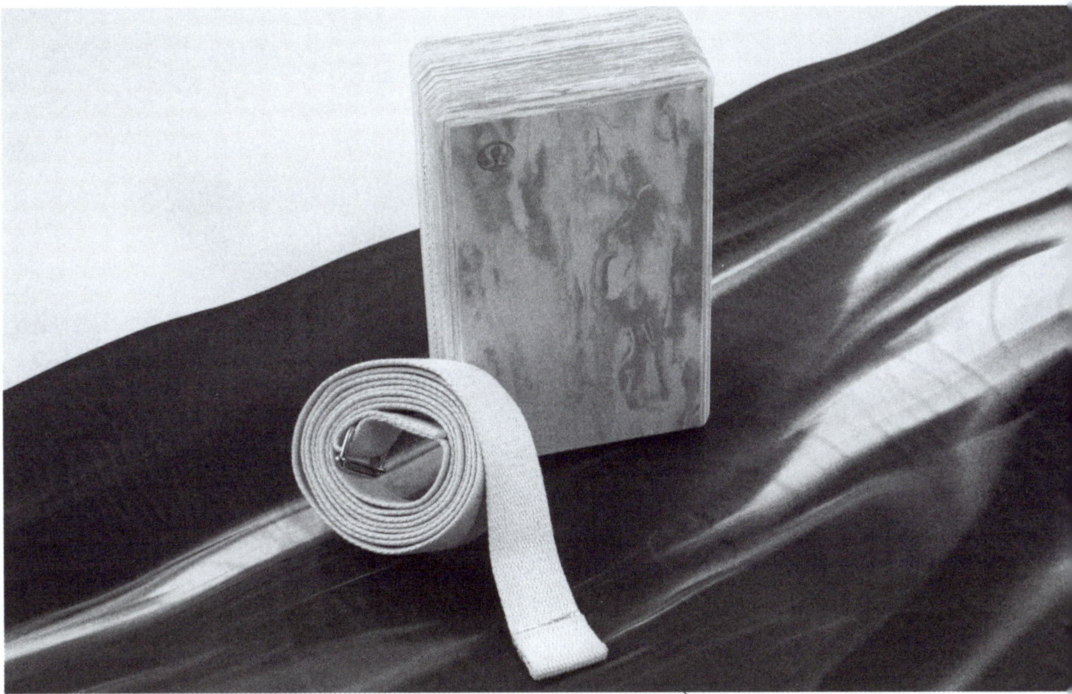

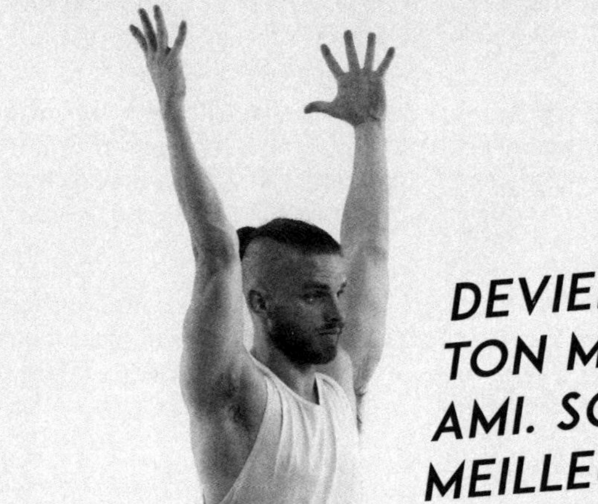

DEVIENS TON MEILLEUR AMI. SOIS 1% MEILLEUR CHAQUE JOUR.

SEMAINE /01

(RE)CONNAIS-TOI

L'objectif de cette semaine est de te tourner vers toi et d'apprendre à te connaître, à comprendre tes capacités, tes possibilités et tes limites. Il est facile de connaître les qualités et défauts des autres, mais les tiennes ?

JOUR 01

POSE-TOI

Ton bilan

Avant toute chose, faisons un petit bilan de début de semaine. Il te servira de référentiel pour mesurer tes avancées tout au long de ces trois semaines de programme.

- **Corps.** Mets-toi debout, penche-toi en avant et essaie de toucher tes pieds. Qu'arrives-tu à toucher ? Tes genoux, tes tibias, tes chevilles, le dessus de tes pieds, le sol ? (Si tu arrives à toucher le sol, respect, tu peux refermer ce livre !)
- **Tête.** Comment tu te sens aujourd'hui ? Détendu, calme, stressé, anxieux ?
- **Cœur.** Quel est ton mode de vie aujourd'hui ? Te satisfait-il ? Es-tu en attente de quelque chose ?

CORPS

Aujourd'hui, nous allons t'apprendre... à t'asseoir ! Ça te paraît facile, voire carrément basique ? Contrairement aux apparences, sache que la position assise est en réalité hyper-intense ! En yoga, ce qui paraît le plus facile est en fait le plus complexe. Tu vas même peut-être découvrir que tu as du mal à t'asseoir. Or, le but ultime du yoga, des *asanas*, c'est justement de s'asseoir pour méditer... C'est presque la fin du chemin physique.

Voici tout d'abord les quatre positions assises de base :

1. *SUKHASANA*

C'est la posture la plus facile, en tailleur. Les jambes sont croisées, le dos droit et les mains posées sur les genoux. Si tu es plus souple, tu peux poser un de tes tibias au-dessus de l'autre.

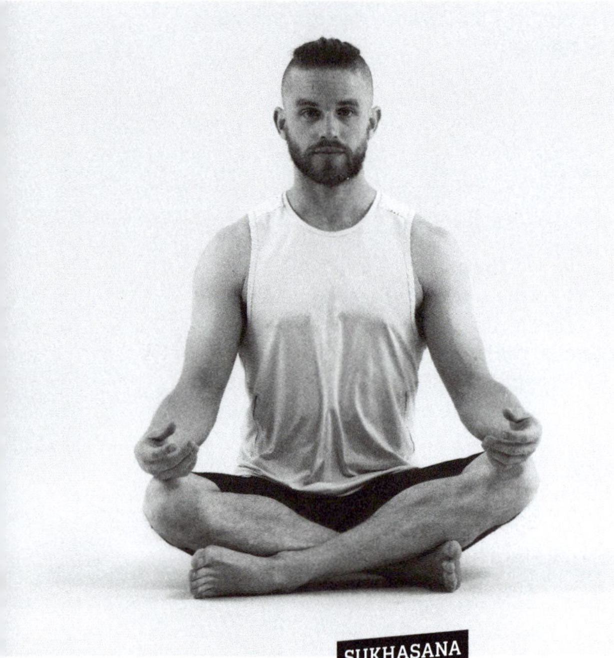

SUKHASANA

2. *ARDHA PADMASANA*

C'est la posture du demi-lotus. Place ton pied gauche sous ta cuisse droite, aussi près que possible de ta hanche. Plie ensuite ton genou droit et glisse ton pied droit sur ta cuisse gauche. Relâche bien les genoux vers le sol, sans forcer. Et surtout, si tu adoptes cette position assise, pense à bien alterner les côtés : une fois à droite, une fois à gauche. Attention, la position en lotus complet est déconseillée car elle implique trop de pression sur les genoux et les hanches.

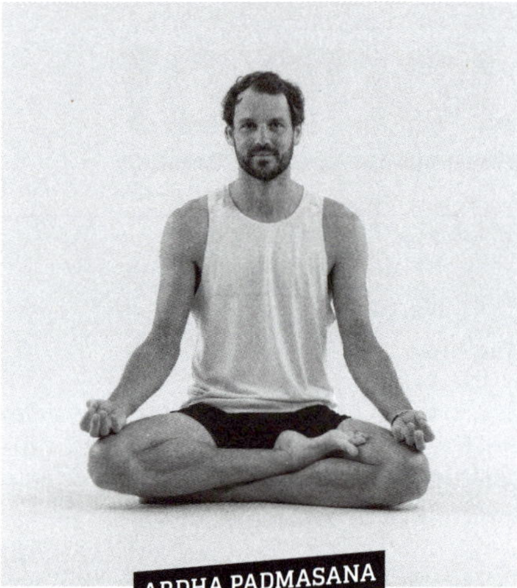

ARDHA PADMASANA

LA BULLE DES BONS HOMMES

De nombreux yogis se blessent en faisant des postures assises car ils poussent trop sur les genoux. Donc prudence, rien ne sert de forcer ! Teste la position en tailleur (*sukhasana*) et observe comment tes genoux sont placés par rapport à tes hanches. Quel est leur angle d'inclinaison ? Si tes genoux sont trop hauts, place une brique sous les fesses afin que la position soit plus confortable pour toi. Si la position te semble trop inconfortable, tu peux aussi placer une brique sous les fesses ou appuyer ton dos contre un mur.

3. *VIRASANA*

C'est la posture du héros. Assis sur les genoux, tes fesses sont placées entre les talons, pieds écartés. Tu peux aussi poser les fesses sur une brique.

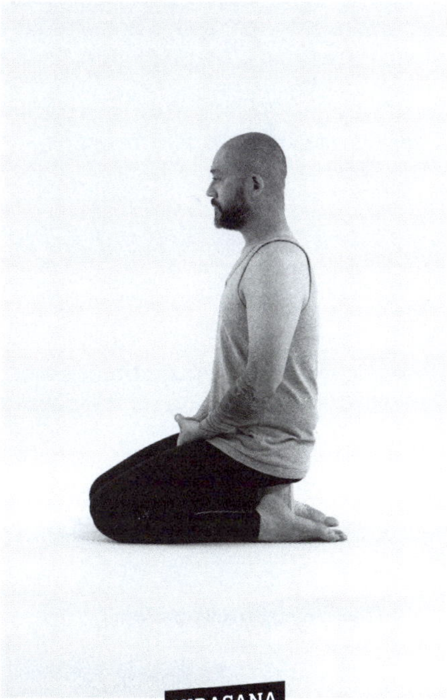

VIRASANA

4. LA POSITION À LA JAPONAISE

C'est un *Virasana* adapté. Assis sur les genoux, les fesses sont simplement posées sur les talons, les orteils retournés.

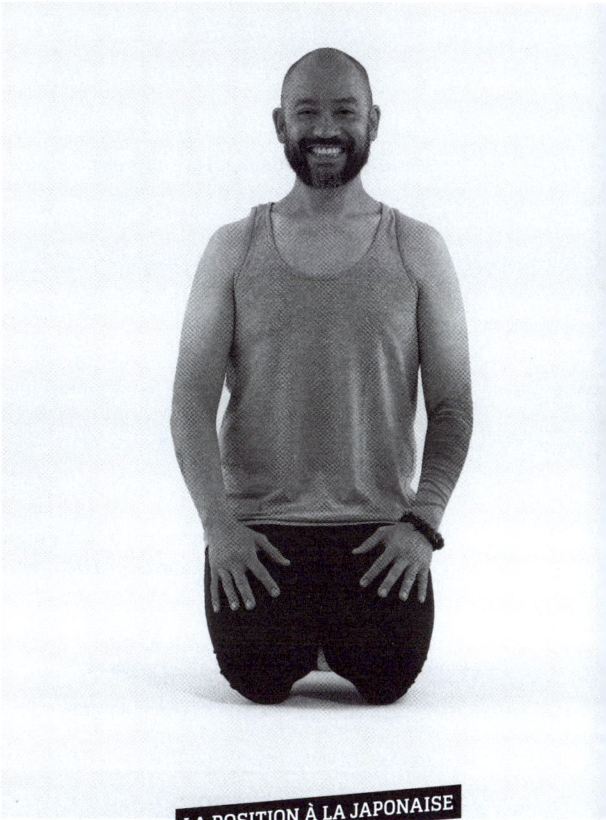

LA POSITION À LA JAPONAISE

ET LA RESPIRATION ?

La respiration optimale se fait :

· par le nez !

· par les côtes basses et le haut du ventre ;

· et avec l'idée d'économiser sa respiration. Garde en tête de faire entrer et sortir le plus faible volume d'air possible. Économie et maîtrise sont deux mots-clés dans la philosophie yogique : tu dois pratiquer en gardant ton énergie, sans la disperser.

TÊTE

En gardant cette position assise, commence par sentir les points de contact de ton corps avec le sol : tes pieds, tes fesses... Sens ton poids sur le sol, le poids de tes mains sur tes cuisses et même la chaleur que tes mains dégagent. Mets-toi en position d'observateur et demande-toi si tu as chaud ou froid. Essaie de sentir le poids de tes vêtements.

Commence à observer le bout de ton nez et l'air que tu respires. Si des pensées surviennent, note-les avec détachement et reviens sur l'attention de ta respiration.

Comme la pratique du yoga physique développe tes muscles, la pratique du yoga mental développe ta force intérieure et cela deviendra de plus en plus facile avec le temps.

CŒUR

Tu as fini le jour 1, tu es sur le bon chemin ! C'est le moment d'exprimer ta gratitude envers toi-même. Accorde-toi un moment de remerciement pour t'être engagé sur ce nouveau chemin...

En pratique, liste dix choses que tu aimes chez toi, que tu aimes faire, que tu aimes dans ta vie. Note-les dans la partie Carnet, p. 90.

LA BULLE DES BONS HOMMES

Si tu veux aller plus loin dans la pratique de la gratitude, nous te conseillons la lecture de ce texte[1].

1 Retrouve tous nos bonus sur le site des éditions Larousse, à cette adresse : www.editions-larousse.fr/yoga-des-bons-hommes

JOUR 02

(LE CHEMIN) COMMENCE ICI

Aujourd'hui, on passe aux choses sérieuses, avec la salutation au soleil A (*surya namaskar*). C'est en quelque sorte l'échauffement physique et mental du yogi, la première chose que tout bon Brogi est censé faire le matin, au moment où le soleil se lève...

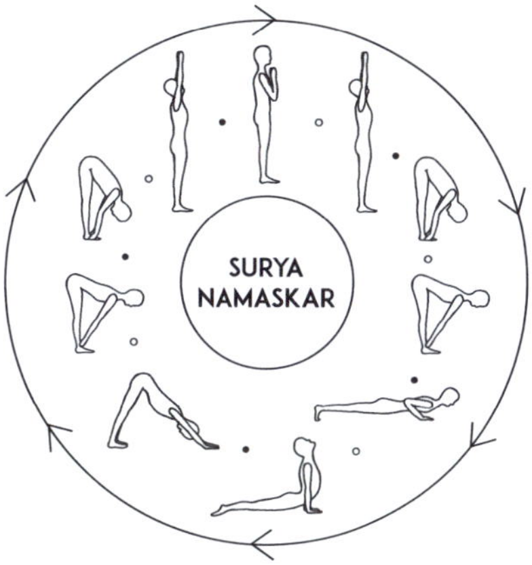

CORPS

Cet enchaînement logique de postures est simple et accessible à tous. Chaque position crée une alternance tête en haut/tête en bas, dos rond/dos creux... Le corps est mobilisé sur tous les plans, dans toutes les directions, afin que tu puisses travailler toutes les chaînes musculaires et les articulations de ton corps. Tu gagnes en hauteur ! Un échauffement parfait à n'importe quel moment. Les yogis avaient tout compris bien avant nous !

Il existe de nombreuses variations, voici celle que nous pratiquons régulièrement.

Prêt ? Aujourd'hui, nous t'invitons simplement à réaliser ces différentes postures les unes à la suite des autres, sans te mettre la pression et en prêtant attention à ce que les noms des postures t'inspirent...

1. LE BON HOMME *(TADASANA)*

Mets-toi en position debout, le dos bien droit, les pieds parallèles, joints ou écartés de la largeur du bassin (selon comment tu te sens le plus à l'aise). Grandis-toi au maximum et respire tranquillement. Monte les épaules vers le haut, l'arrière puis le bas pour ouvrir la cage thoracique. Les bras le long du corps, tourne les paumes vers l'avant.

2. HAUT LES MAINS *(URDHVA HASTASANA)*

En gardant la position précédente, inspire et lève les bras vers le ciel en relâchant les épaules. Suis tes mains du regard jusqu'à ce qu'elles arrivent au-dessus de ta tête. Les paumes sont face à face, jointes ou écartées de la largeur des épaules.

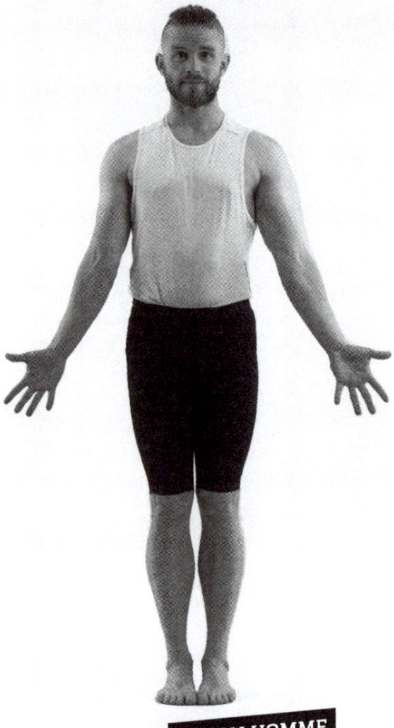

LE BON HOMME

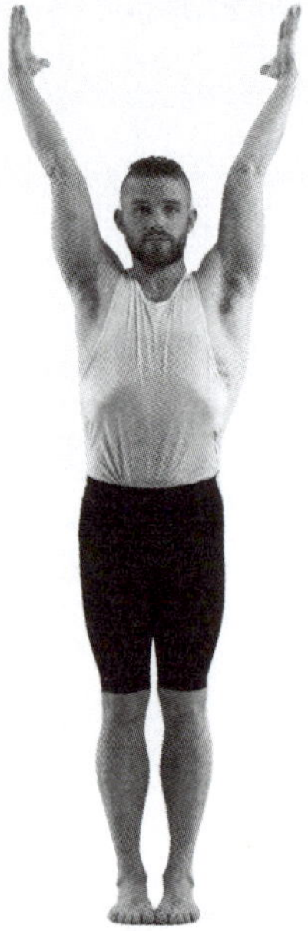

HAUT LES MAINS

LA BULLE DES BONS HOMMES

Cette posture du bon homme est traditionnellement appelée « la montagne » : c'est la posture de la stabilité, de l'ancrage, du centrage, de l'enracinement.

3. TOUCHE TES PIEDS *(UTTANASANA)*

Descends tes mains progressivement et en gardant les bras tendus, penche-toi vers l'avant, le dos droit jusqu'à ce que les mains touchent le sol. N'hésite pas à plier légèrement les genoux : si tu n'es pas souple, c'est même conseillé. En option, si c'est vraiment impossible pour toi, utilise des briques pour poser tes mains.

4. LE REGARD DU CHASSEUR *(ARDHA UTTANASANA)*

Pose tes mains sur tes tibias, regarde vers le sol et essaie d'allonger ta colonne vertébrale en tendant tes bras. Attention à l'extension du cou : il ne faut pas casser la nuque. Veille à aligner les tibias, les genoux et les hanches. Pour faciliter la posture, tu peux poser les mains sur une brique.

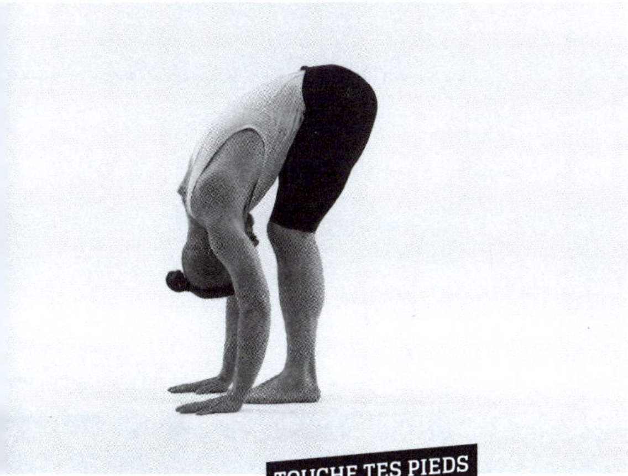

TOUCHE TES PIEDS

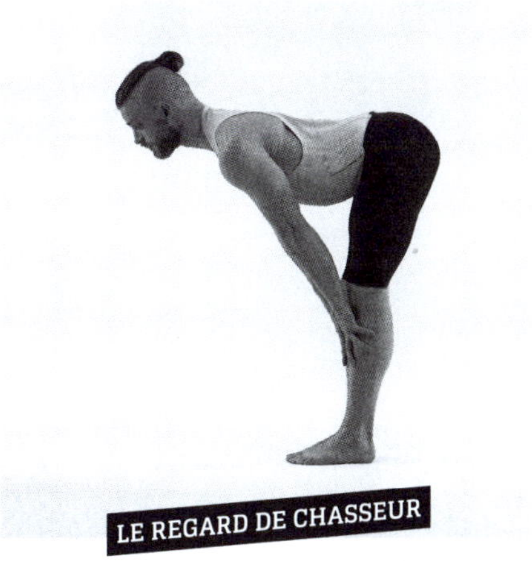

LE REGARD DE CHASSEUR

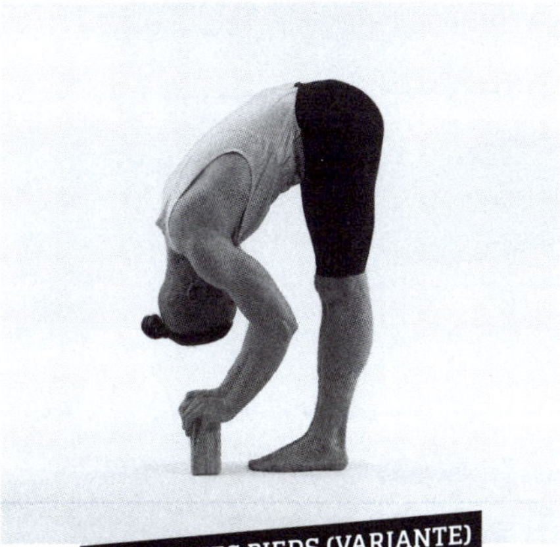

TOUCHE TES PIEDS (VARIANTE)

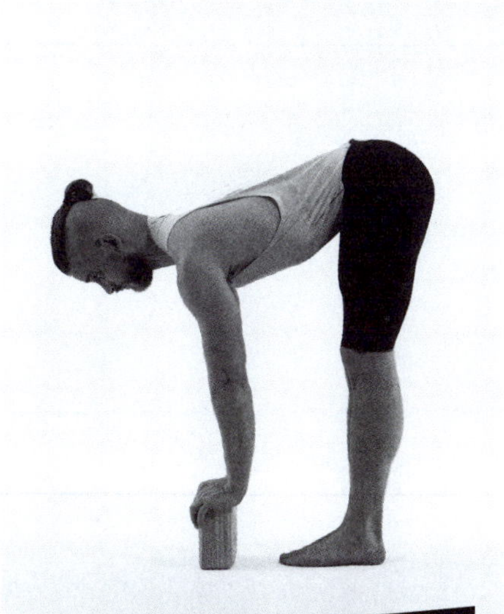

LE REGARD DU CHASSEUR (VARIANTE)

5. PLANCHE HAUTE *(KUMBHAKASANA)*

Pose tes mains à plat sur le sol ou sur des briques. En t'appuyant sur les bras, allonge les jambes loin derrière toi, l'une après l'autre, sans cambrer le dos, afin de te retrouver en posture de la planche. En restant en appui sur tes deux mains, aligne tout ton corps, de la tête aux talons. Engage ton « centre » (cœur).

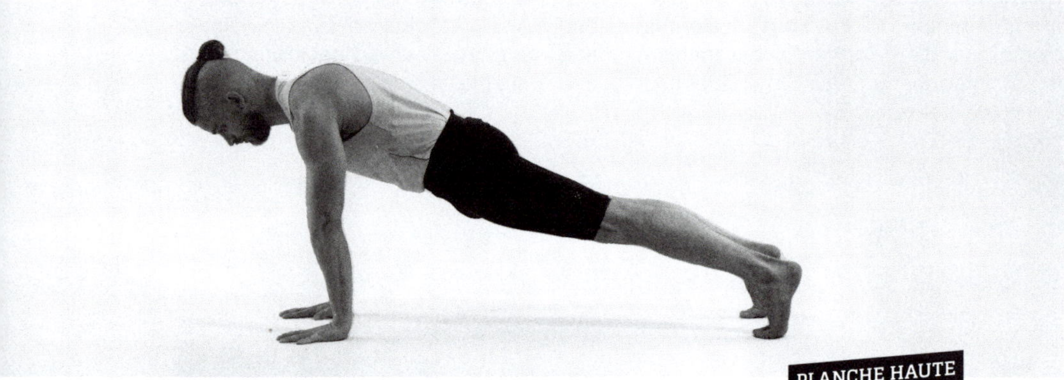

PLANCHE HAUTE

6. PLANCHE BASSE *(CHATURANGA)*

Plie les bras pour amener les coudes au niveau des côtes. Tu es en appui sur la pointe des pieds. Regarde le sol, ne lève pas la tête et essaie de ne pas cambrer le dos.

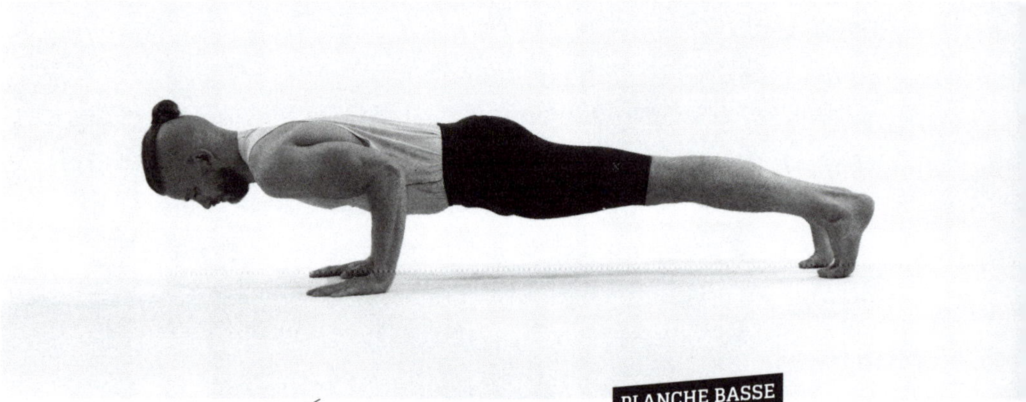

PLANCHE BASSE

7. TÊTE EN L'AIR *(URDHVA MUKHA SVANASANA)*

Pose les cous-de-pied au sol, mais pas les genoux ni le bassin. Décolle le bassin et le haut du buste, les bras sont tendus, les mains sont alignées avec les épaules, le regard vers l'avant.

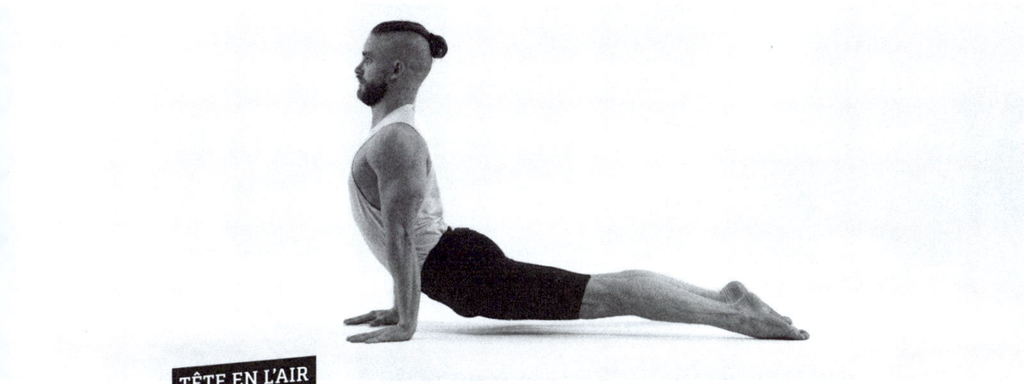

TÊTE EN L'AIR

8. FESSES EN L'AIR *(ADHO MUKHA SVANASANA)*

Plie les genoux et pose-les au sol, crochète tes orteils (c'est-à-dire : prends appui dessus). Pousse fort sur tes mains et envoie ton bassin vers l'arrière et vers le haut en décollant les genoux et en tendant les bras afin de réaliser un V à l'envers (ou un triangle). Ton dos est bien plat, ton regard tourné vers le sol. N'hésite pas à fléchir les jambes et à décoller les talons du sol.

FESSES EN L'AIR

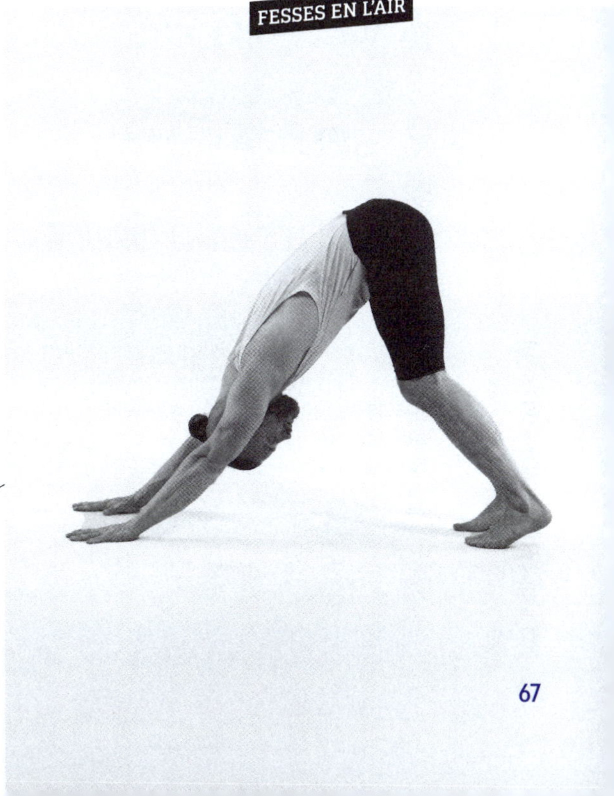

9. LE REGARD DU CHASSEUR *(ARDHA UTTANASANA)*

Pose tes mains sur tes tibias, regarde loin devant toi, à l'horizontale et essaie d'allonger ta colonne vertébrale en tendant tes bras.

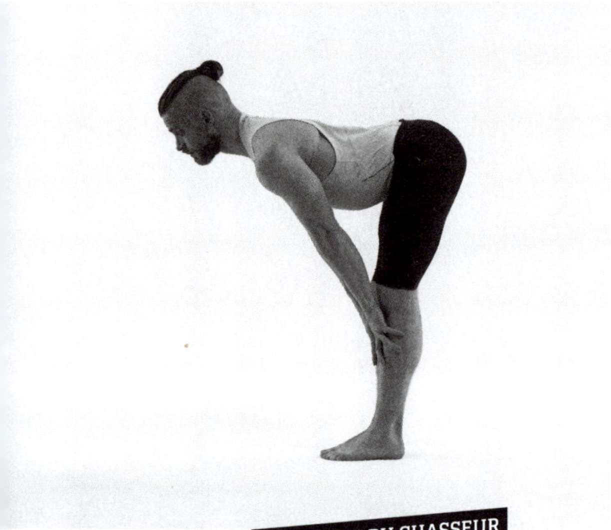

LE REGARD DU CHASSEUR

10. TOUCHE TES PIEDS *(UTTANASANA)*

Penche-toi vers l'avant, le dos droit jusqu'à ce que les mains touchent le sol. N'hésite pas à plier légèrement les genoux.

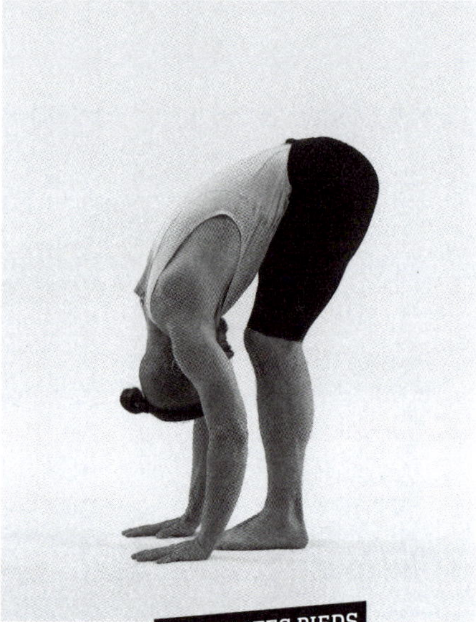

TOUCHE TES PIEDS

11. HAUT LES MAINS *(URDHVA HASTASANA)*

En inspirant, redresse-toi en levant les bras vers le ciel en relâchant les épaules. Suis tes mains du regard jusqu'à ce qu'elles arrivent au-dessus de ta tête. Les paumes sont face à face, jointes ou écartées de la largeur des épaules.

HAUT LES MAINS

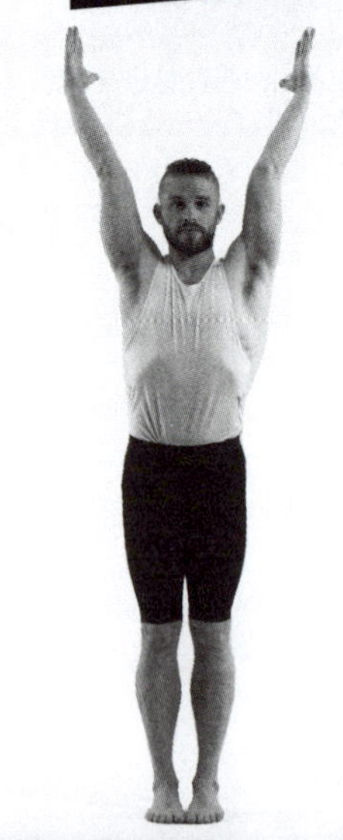

12. LE BON HOMME *(TADASANA)*

Reviens en position initiale, le dos bien droit, les pieds parallèles, joints ou écartés de la largeur du bassin. Les bras le long du corps, tourne les paumes vers l'avant. Grandis-toi au maximum et respire tranquillement. Expire.

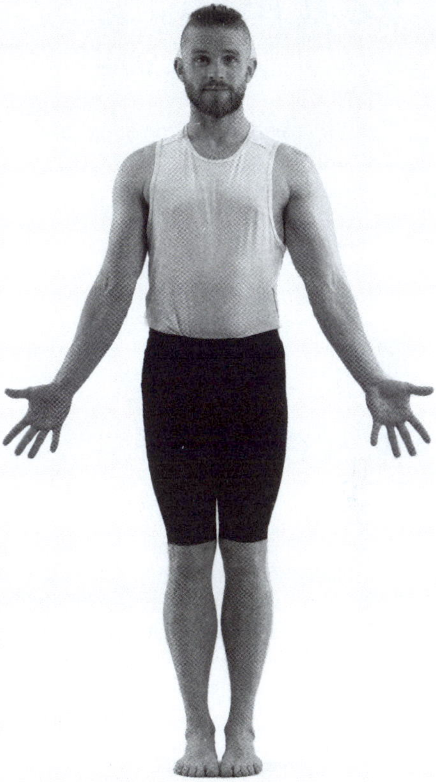

LE BON HOMME

Important !

À chaque posture correspond une inspiration ou une expiration :

- Expire en **position bon homme**.
- Inspire en position **haut les mains**...
- Expire en position **touche tes pieds**...
- Inspire en position **regard du chasseur**...
- Mets-toi **en planche** en retenant ta respiration, et expire en descendant...
- Inspire en position **tête en l'air**...
- Expire en position **fesses en l'air**...
- etc.

Réalise cet enchaînement autant de fois que tu en as envie.
Puis reviens en position assise, comme expliqué hier.

Découvre la salutation au soleil A en vidéo !

TÊTE

Lorsque tu stabilises tes postures, concentre ton attention en fixant ton regard sur un point : c'est ce que l'on appelle les *drishtis*. Tu peux simplement regarder dans le creux de la main ou, si ton cou est trop tendu, vers le sol.

Tes yeux te servent à stabiliser ton mental. Si ton regard vagabonde, ton mental va lui aussi dériver. Observe si tu peux diriger ton attention vers un seul point, et combien de temps tu peux le faire avant de regarder ailleurs. Avec le temps, cette durée va augmenter naturellement et va t'aider à t'ancrer dans ta posture. Dans les postures d'équilibre, elle te permet aussi de stabiliser ton corps. Essaie et tu verras !

CŒUR

Aujourd'hui, nous te proposons de purifier ton corps et de débuter ta détox. Pour cela, le meilleur outil est la respiration. À chaque fois que tu inspires, imagine que de l'air pur et des éléments positifs entrent en toi. À chaque fois que tu expires, imagine que tu expulses le surplus de toxines. À la fin de chaque expiration, tu te sens donc complètement allégé. Tu n'as plus d'air, plus de tensions, tu es entièrement disponible pour une nouvelle expiration, une nouvelle énergie, un nouveau cycle. Oublie toutes tes certitudes et repars à zéro.

LA BULLE DES BONS HOMMES

Pour compléter efficacement ta détox, tu peux utiliser un gratte-langue (si tu n'en as pas, ça marche aussi très bien avec une cuillère). Comme son nom l'indique, le gratte-langue sert à éliminer de l'arrière de ta langue l'amas de toxines qui s'y sont accumulées pendant la nuit. Idéal pour commencer la journée du bon pied et pour garder la santé sur le long terme. Ce rituel ayurvédique s'effectue le matin au réveil, à jeun, dès que tu te lèves. Pense à le rincer après utilisation !

Une fois que tu as terminé ta séquence du jour, mets-toi en position assise et prends quelques minutes pour observer tes sensations, ton ressenti physique et mental. Note-les dans la partie Carnet, p. 90.

JOUR 03

DÉCOUVRE LA FORCE

Comment vas-tu ce matin ? Aujourd'hui, et tous les jours de cette semaine, nous te proposons de commencer ta journée avec la salutation au soleil A, que tu as apprise hier. Chaque jour, nous nous focaliserons sur une posture en particulier. Aujourd'hui : la planche basse *(chaturanga)*, que nous te proposons de réaliser en trois versions. Quelle est celle dans laquelle tu te sens le plus à l'aise ?

1. VERSION *HATHA*

Pose tes genoux au sol, plie tes coudes, baisse la poitrine entre les pouces et pose le menton au sol (posture des 8 points au sol ou *ashtangasana*).

LA PLANCHE BASSE (HATHA)

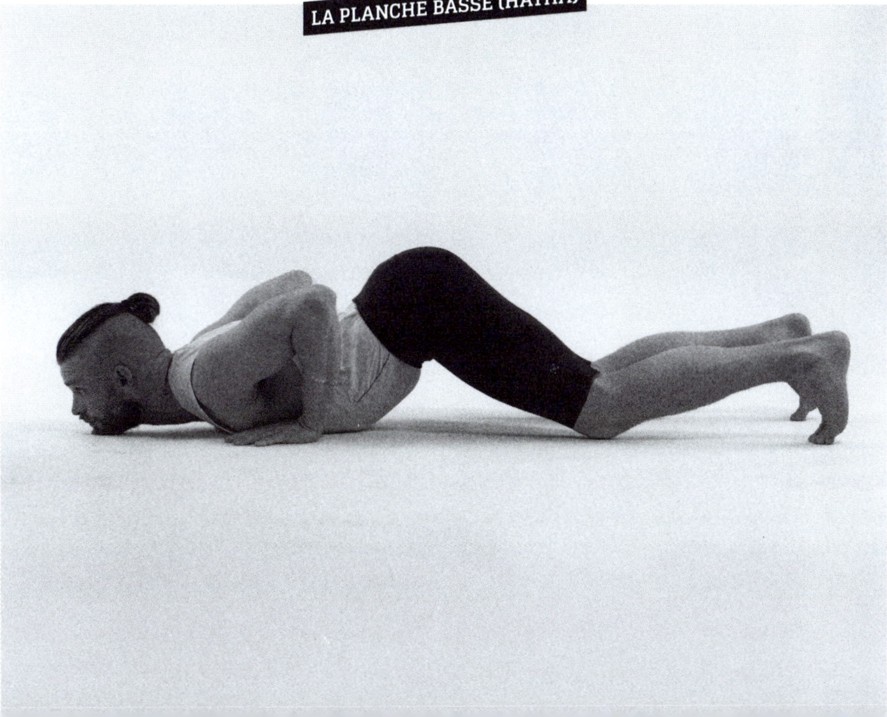

2. VERSION ADAPTÉE

Pose tes genoux au sol, brique sous la poitrine. Fléchis les bras pour venir déposer la poitrine sur la brique (sans t'affaler !).

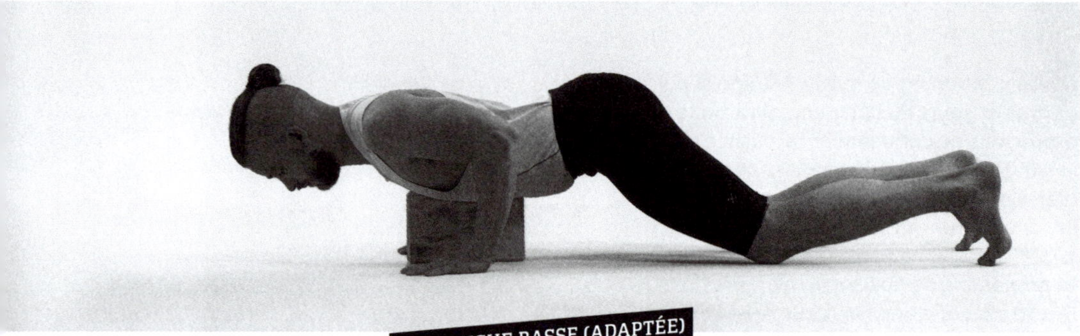

LA PLANCHE BASSE (ADAPTÉE)

3. VERSION *VINYASA*

Plie les bras pour amener les coudes au niveau des côtes. Tu es en appui sur la pointe des pieds. Regarde le sol, ne lève pas la tête et essaie de ne pas cambrer le dos.

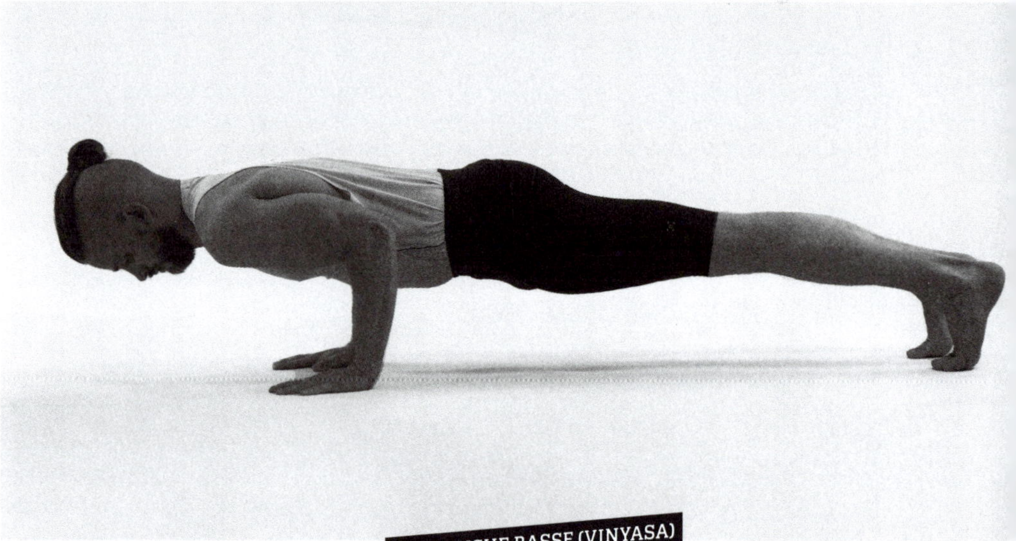

LA PLANCHE BASSE (VINYASA)

FOCUS

> Assure-toi toujours de descendre sur l'expire.

> Assure-toi que tes coudes sont toujours bien collés aux côtes.

> Ton regard doit être tourné vers le sol, à 10-15 cm environ au-devant des mains. Cela permet de garder ta nuque alignée.

> Ta nuque, ton bassin et tes talons doivent être sur une seule ligne.

> Pousse un mur imaginaire avec tes talons : cela te permettra de bien tendre l'arrière de tes jambes.

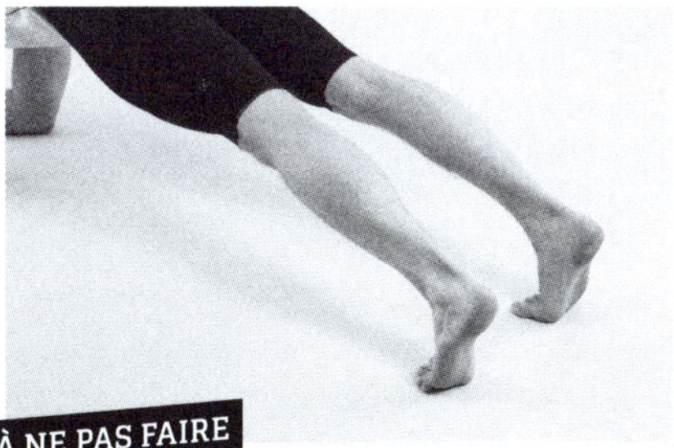

À NE PAS FAIRE

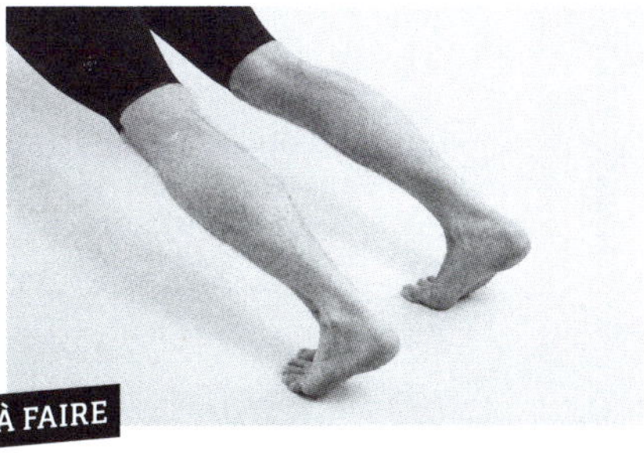

À FAIRE

> Le but du jeu, dans cette posture, est de chercher l'horizontalité. Pour en prendre conscience, n'hésite pas à alterner la position des pieds : cous-de-pied à plat sur le sol, orteils retournés... Tu as compris le principe ? Ajuste également le pliage des bras pour atteindre cet alignement.

> Tu peux aussi travailler sur la verticalité en passant de la planche haute *(kumbhakasana)* à la planche basse *(chaturanga)* : tout se passe dans les bras, qui se plient et se déplient. Le corps, lui, reste toujours bien aligné en ligne droite et le regard tourné vers le sol.

LA BULLE DES BONS HOMMES

Comment te sens-tu dans cette posture ? Elle doit être stable et confortable pour toi ici et maintenant. C'est le principe de *stira skham asanam*.

- *skha* signifie aisance, confort, agréable, facile,
- *shira*, c'est la fermeté, la vigilance la stabilité,
- *asanam* désigne la posture.

Stira skham asanam, c'est donc le principe du confort dans l'inconfort et de l'effort sans effort. Le maintien de la posture dans la durée n'est possible que si elle est réalisée sans tension mais avec « engagement », grâce à un équilibre profond.

Si tu comprends ce principe, à savoir que dans une posture compliquée, tu peux trouver du confort dans l'inconfort et parvenir malgré tout à garder ton calme, tu peux aussi l'appliquer dans ta vie quotidienne, hors du tapis. Nous t'invitons donc à trouver également cette immobilité mentale dans l'effort. Dans les situations compliquées au travail ou en famille, tu as la même capacité de garder ton calme, avec une respiration tranquille, un cœur qui bat régulièrement, des émotions maîtrisées. Et si tu en faisais l'expérience ?

TÊTE

Assieds-toi confortablement. Ferme les yeux et concentre-toi sur les bruits autour de toi.

Au bout de quelques instants, ces sons vont devenir de plus en plus précis, réels... Tu vas entendre de plus en plus distinctement. Essaie alors de « visualiser » ces sons, en utilisant ton imagination, comme si tu pouvais les voir : tes voisins, une voiture qui passe dans la rue, les oiseaux dehors...

Si ton esprit vagabonde, reviens à l'écoute de ces sons.

Au début, fais cet exercice pendant quelques secondes, puis allonge la durée, jusqu'à atteindre quelques minutes. La méditation de pleine conscience nécessite parfois des supports de concentration. Le son en est un.

Observe comment tu te sens après quelques minutes d'écoute. Es-tu calme ? Détendu ? Est-ce facile ? Comment t'es-tu senti pendant l'exercice : perdu, concentré, agacé... ? Rien n'est ni bon ni mauvais. Note-le juste et accepte-le.

CŒUR

Aujourd'hui, motive-toi ! C'est le principe de *tapas* (voir p. 43). Pratique au maximum de tes possibilités : es-tu prêt à programmer ton réveil pour faire ta salutation au soleil à l'heure où le soleil se lève ? Es-tu prêt à pratiquer tous les jours à la même heure ?

Quelque chose te paraît impossible à faire aujourd'hui ? Alors fais-le non pas une fois, mais dix fois !

Et n'oublie pas cette phrase de Paul Valéry : « La plus grande liberté naît de la plus grande rigueur. »

LA PRATIQUE DES 108, TU CONNAIS ?

Nous, au yoga des Bons Hommes, nous avons l'habitude de pratiquer, tous les 3 à 6 mois environ, une session d'une heure environ avec 108 salutations au soleil à la suite ! L'intérêt de cette pratique ne repose pas tant dans la « performance » physique et le nombre de salutations que dans l'intention, l'état d'esprit, la motivation et la rigueur avec laquelle on l'aborde...

Pourquoi 108 ? Parce que c'est un nombre symbolique que l'on retrouve dans différentes disciplines et cultures. Ainsi, en ayurvéda, on retrouve 108 points d'énergie dans le corps humain. Dans le bouddhisme, le *mala* (collier de méditation) est composé de 108 perles. En astronomie, la distance entre le Soleil et la Terre est environ 108 fois égale au diamètre du Soleil, et la distance entre la Terre et la Lune est environ 108 fois égale au diamètre de la Lune. Le nombre 108 serait aussi la représentation de la réalité de l'Univers : 1 représente l'unité, 0 le néant et 8 l'infini.

Attention cependant de ne pas oublier le principe de modération ! Fais au-delà de ce que tu imagines possible mais ne va pas trop loin dans la pratique. Ne sois pas excessif, garde en tête qu'il y a une limite à ne pas dépasser.

Une fois que tu as terminé ta séquence du jour, mets-toi en position assise et prends quelques minutes pour observer tes sensations, ton ressenti physique et mental. Note-les dans la partie Carnet, p. 90.

JOUR 04

PRENDS CONSCIENCE

Ce matin, tu as compris le principe : ta journée commence par une salutation au soleil A. Mets en pratique tout ce que tu as appris sur *chaturanga*. Et aujourd'hui, on se concentre sur une autre position : tête en l'air (*urdhva mukha svanasana*), aussi connue sous le nom de « chien tête en haut ».

CORPS

En appui sur les mains, les jambes écartées de la largeur des hanches, ton corps repose sur tes cous-de-pied. En poussant sur ces derniers, décolle le bassin, les cuisses et les genoux en redressant la tête et la poitrine : imagine que tu projettes ton cœur vers l'avant. Tes mains sont alignées avec tes épaules, doigts tournés vers l'avant, et tes bras sont tendus. Ton regard est tourné vers l'avant.

Seuls les dessus de pied et les mains doivent toucher le sol, tes genoux et tes cuisses sont décollés du sol. Au début si tu n'y arrives pas, tu peux poser les genoux, voire les cuisses au sol (cobra). Les coudes sont légèrement fléchis, collés aux côtes. Mais n'oublie pas que le poids du corps repose sur tes mains.

TÊTE EN L'AIR

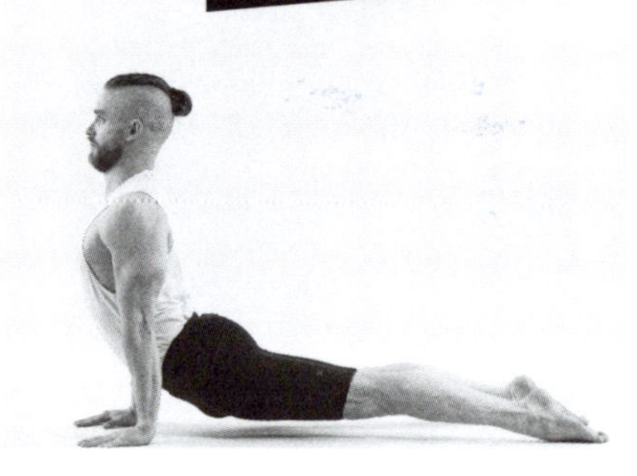

TÊTE EN L'AIR (COBRA)

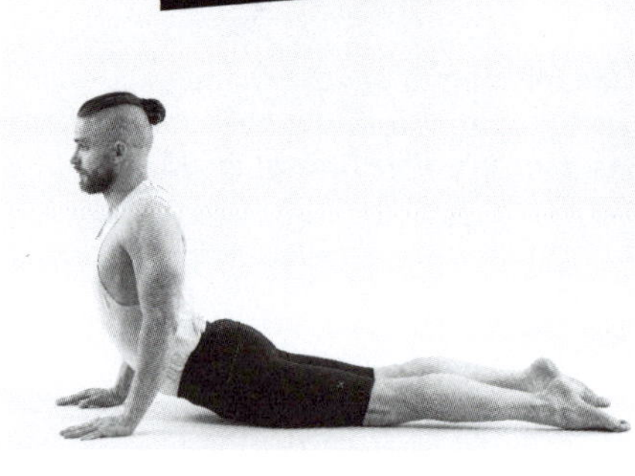

FOCUS

> Allonge bien ta nuque. Pour cela, pense à éloigner tes oreilles des épaules. Roule les épaules vers l'arrière et rapproche les omoplates l'une de l'autre.

> Pense aussi à allonger le bas du dos. Imagine que tu crées de l'espace entre tes vertèbres.

> Dans l'option *chill* (cobra), les bras sont fléchis afin de te permettre de déposer tes genoux et ton bassin au sol. Dans l'option engagée, tes genoux et tes cuisses sont décollés du sol. Engage tes cuisses et tes fessiers pour protéger tes lombaires.

> Dans les deux cas, n'oublie pas que le poids du corps repose sur tes mains (plutôt sur le haut que sur le bas). Comme tu peux le voir ci-dessous, les mains au sol doivent avoir une belle emprise, en écartant les doigts et en repoussant le sol. Mais pense toujours à allonger tes jambes au maximum.

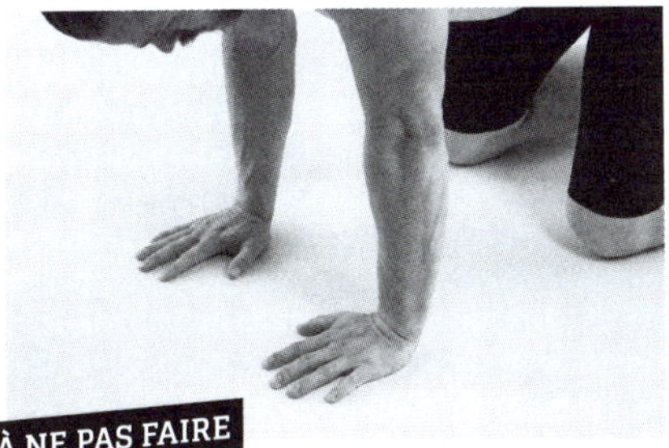

À NE PAS FAIRE

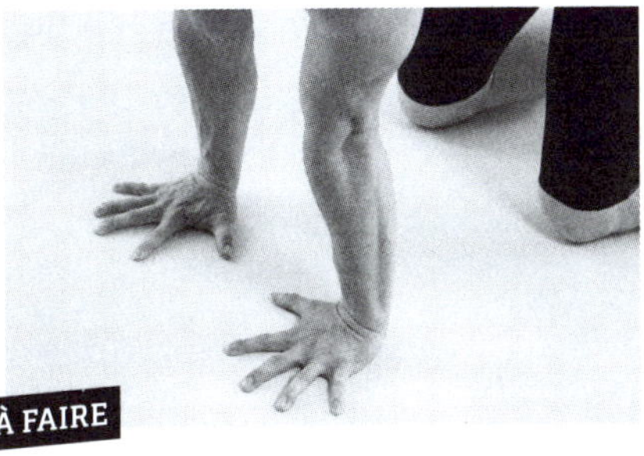

À FAIRE

Cette posture fait partie du grand groupe des flexions arrière. Elles sont bénéfiques car ce sont des mouvements que l'on fait rarement : elles renforcent toute la musculature qui entoure la colonne vertébrale. Une super-prévention contre les maux de dos !

LA BULLE DES BONS HOMMES

Fais l'amour à ton tapis mais pas trop. Attention à ne pas créer trop de cambrure dans le bas du dos. C'est l'idée de *ahimsa* : la non-violence commence par ne pas être violent avec toi-même.

TÊTE

Aujourd'hui, nous allons apprendre ensemble la respiration yogique complète.

— En début de pratique, allonge-toi confortablement sur le sol et relâche ton corps complètement. Avant toute chose, observe ta respiration : respires-tu avec le ventre ou plutôt dans ta poitrine ? Surtout ne change rien, ne force rien, observe juste.

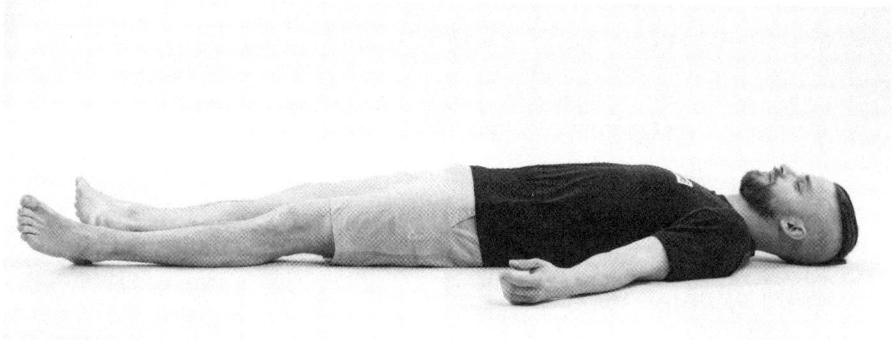

— Ramène tes mains sur ton ventre. Sans forcer, essaie de sentir ton ventre qui se soulève à l'inspiration. Essaie maintenant de respirer avec le ventre... Tu vas tranquillement prendre le contrôle de ta respiration. Continue ainsi pendant quelques minutes. **C'est la première étape de la respiration yogique en 3 temps : la respiration abdominale**, qui est aussi la respiration des enfants, du sommeil et surtout la respiration des gens calmes. C'est aussi la respiration des animaux qui eux n'ont pas oublié comment respirer naturellement.

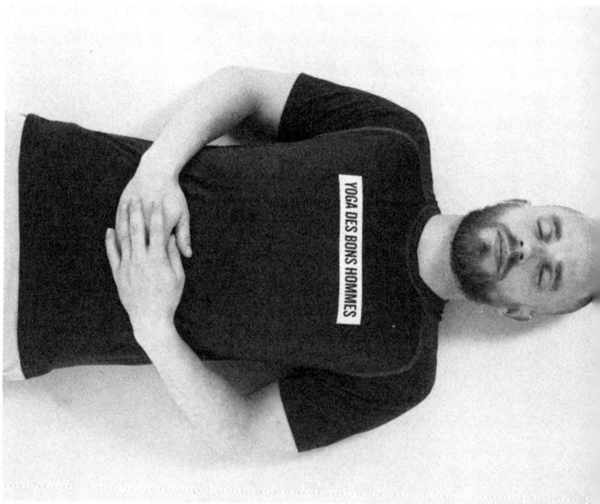

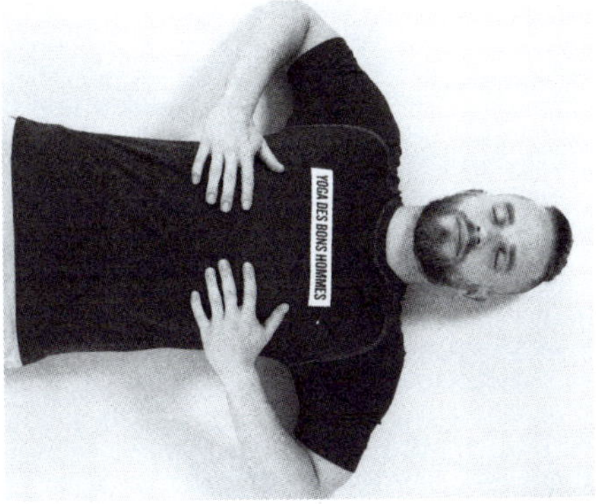

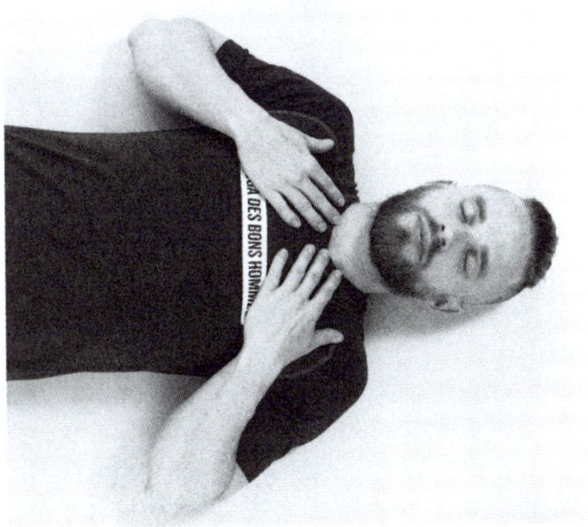

- Remonte maintenant les mains sur tes côtes, et plus précisément sur le côté de ton torse. Essaie de respirer dans tes mains en sentant tes côtes qui s'ouvrent à l'inspiration, qui s'écartent. Y arrives-tu ? Est-ce plus simple ? Ou au contraire plus compliqué ? Continue quelques minutes toujours en observant tes réactions : peut-être découvres-tu quelque chose ou au contraire sens-tu une certaine frustration. Accepte-le pour le moment : tout vient à temps... Tu es à **la deuxième étape de la respiration yogique en trois temps : la respiration costale.**
- Remonte tes mains encore plus haut, tout en haut de ta cage thoracique, à la base du cou. Essaie de faire monter l'air tout en haut de ton buste, toujours dans tes mains en passant d'abord par le ventre, puis les côtes. Continue ainsi quelques minutes. Tu es à **la troisième étape de la respiration yogique en trois temps : la respiration claviculaire.**
- Reprends une respiration normale, libre, et observe si tu respires mieux, si tu te sens plus calme avec une sensation d'ampleur de ta cage thoracique.

CŒUR

Aujourd'hui, nous t'invitons à prendre conscience de l'impact que peuvent avoir tes mots, tes actions et tes choix sur autrui et sur le monde qui t'entoure. Ainsi que la façon dont tu accueilles les mots des autres. Nous ne sommes pas forcément responsables de ce qui nous arrive (et encore...) mais nous sommes responsables de la façon dont nous réagissons. Par exemple, intéresse-toi aux mots que tu utilises, la place de la négation dans tes phrases...

Une fois que tu as terminé ta séquence du jour, mets-toi en position assise et prends quelques minutes pour observer tes sensations, ton ressenti physique et mental. Note-les dans la partie Carnet, p. 90.

JOUR 05

ÉCOUTE-TOI

C'est presque devenu une routine : ta journée commence par la salutation au soleil A. Remets-toi en tête les conseils que nous t'avons donnés depuis le début de la semaine. On se concentre aujourd'hui sur la position fesses en l'air (*adho mukha svanasana*), plus connue sous le nom de chien tête en bas. Elle se réalise à la suite de la précédente.

CORPS

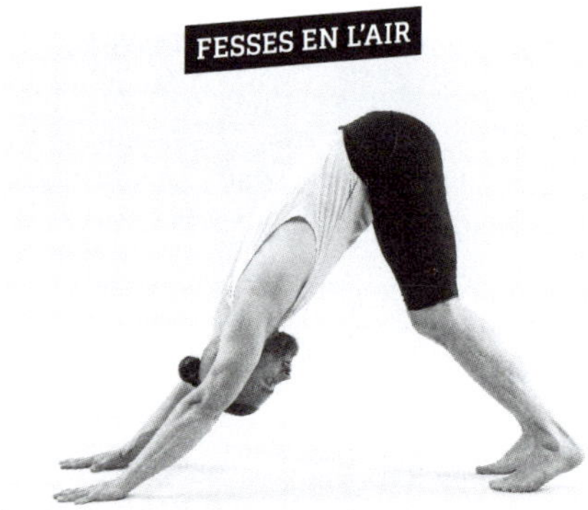

En gardant tes mains et tes pieds au sol, pousse sur tes bras et mobilise tes abdos pour soulever ton bassin et tes fesses afin de réaliser un V à l'envers (ou un triangle). Tes mains sont écartées de la largeur des épaules, posées à plat sur le sol, et tes bras sont tendus. Tes pieds sont écartés de la largeur des hanches, même un peu plus si cela est plus confortable pour toi. Ton dos est plat, ton regard tourné vers tes pieds ou entre tes genoux.

FOCUS

> Tes doigts sont écartés, et l'appui se fait sur les index et les pouces, qui sont bien engagés, « verrouillés ». Cet appui sur les mains permet de repousser le sol afin d'atteindre la posture.

LA BULLE DES BONS HOMMES

Si tu sens que tu manques de souplesse, plie les jambes et décolle tes talons ! Pas de panique : le fait de tendre tes jambes n'est pas du tout le but de la posture. Ton objectif est d'aligner et d'assouplir ta colonne vertébrale. Mets ton ego de côté et modère ta posture (c'est le principe de *brahmacharya*, voir p. 42).

Dans cette position, adopte la posture de repos active : essaie de retrouver ta sensation méditative du jour 1. Prends conscience de ce qu'il se passe dans ton corps en inspirant et en expirant calmement par le nez. Prends quelques minutes pour observer ta respiration. Observe aussi tes sensations : te sens-tu à l'aise ? Ressens-tu des tensions ? Si oui, où sont-elles localisées ?

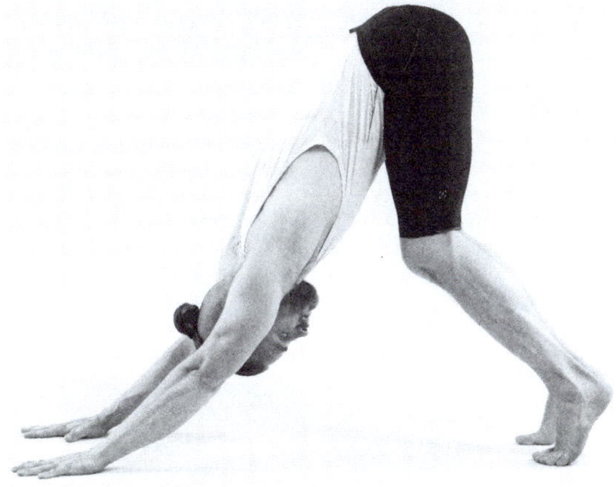

TÊTE

Aujourd'hui, découvrons ensemble ce qu'est la proprioception. Ce terme (formé de *proprio*, tiré du latin *proprius*, « propre », et de [ré]*ception*) peut être traduit par « propre conscience » ou sensibilité profonde : il désigne la perception, consciente ou non, de la position des différentes parties de son corps. Muscles, tendons, os, articulations possèdent en effet une innervation sensitive propre. On les appelle « éléments proprioceptifs » car ils réagissent non pas à une excitation venant de l'extérieur (comme les éléments extérocepteurs des cinq sens) mais à une excitation provenant de l'organe lui-même. C'est donc une sensibilité très profonde du corps à lui-même. Par exemple, une bonne proprioception nous permet, en ayant les yeux fermés, de toucher avec un doigt le bout de notre nez. Fais le test !

Prenons un exemple concret en rapport avec la posture du jour : une bonne proprioception dans cette posture te permet de savoir si ta colonne vertébrale est bien alignée. Et si tu as besoin de fléchir les genoux et de décoller les talons ou pas.

Un petit exercice simple pourrait être d'imaginer la forme de ton dos puis de te regarder dans un miroir ou de te faire prendre en photo afin de comparer. Alors quelle est la qualité de ta proprioception cette semaine ?

COEUR

Aujourd'hui, l'idée est que tu appliques le principe de modération, que tu as maintenant bien compris, dans ta vie quotidienne, hors du tapis. Objectif : sortir des automatismes dans lesquels tu t'es peut-être enfermé et qui sont néfastes à ta santé, à ta vie de famille, à ta vie sociale.

Prenons un exemple tout simple, dans lequel nous sommes nombreux à nous reconnaître : ton usage des écrans. Penses-tu que tu pourrais le modérer ? À chaque fois que tu prends ton smartphone pour consulter tes mails ou telle ou telle appli, pose-toi cette simple question : est-ce que j'ai vraiment besoin de le faire ? Ne pourrais-je pas m'en passer ?

Une fois que tu as terminé ta séquence du jour, mets-toi en position assise et prends quelques minutes pour observer tes sensations, ton ressenti physique et mental. Note-les dans la partie Carnet, p. 90.

JOUR 06

PERSISTE, PROUVE QUE TU EXISTES !

Maintenant que tu maîtrises la salutation au soleil A, nous te proposons une variante appelée la salutation au soleil B, qui intègre deux nouvelles postures. Cette variante se pratique généralement après la salutation au soleil. Aujourd'hui, highlight sur la première des nouvelles postures : la chaise invisible (*utkatasana*).

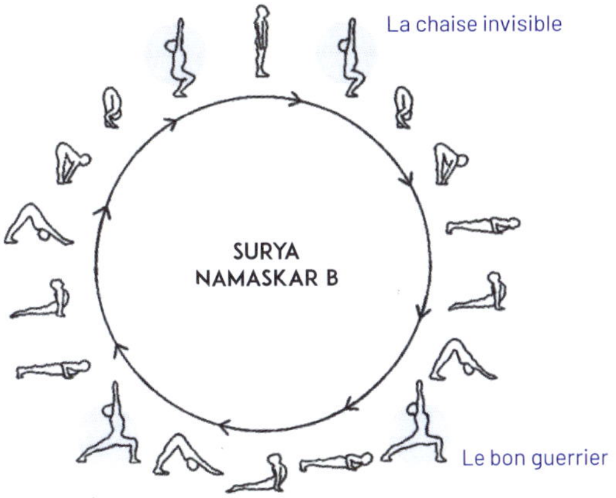

CORPS

Pieds joints, plie les genoux comme si tu voulais t'asseoir dans une chaise imaginaire. Lève les bras vers l'avant et vers le haut, paumes face à face, regard devant toi, en veillant à garder le dos bien droit. Garde la position pendant deux ou trois cycles de respiration.

LA CHAISE INVISIBLE

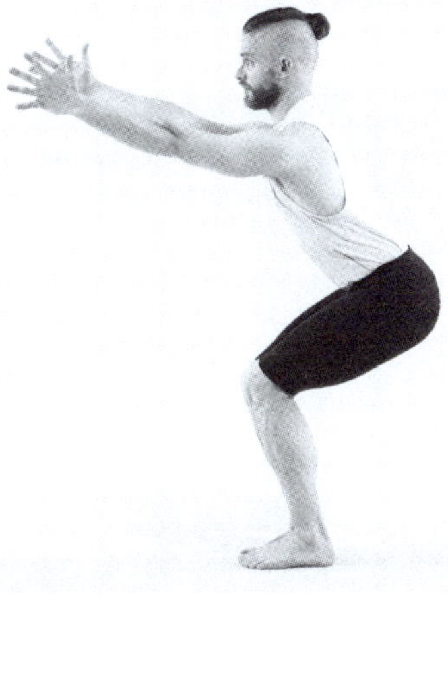

FOCUS

> Les bras, les épaules et le bas du dos sont bien alignés, ils forment une ligne droite.

> Essaie d'arrondir un peu le bas du dos pour ne pas trop cambrer.

> Tes pieds doivent être bien à plat et ancrés dans le sol. Ne soulève pas les talons, et veille à ce que tes pieds soient bien parallèles.

> Tes épaules doivent rester baissées.

LA BULLE DES BONS HOMMES

« *No pain no gain* » ! Stop à l'idée que si tu ne souffres pas, cela ne sert à rien. La douleur n'est pas source de résultats. La douleur indique une erreur.

TÊTE

Aujourd'hui, nous allons expérimenter ensemble, sur le tapis, une pratique appelée *pratyahara*, le retrait des sens ou l'écoute intérieure. Comment à ton avis ? Tout simplement en vivant une expérience de yoga les yeux bandés.

On sait à quel point il est très difficile d'être concentré pendant une pratique de yoga. Encore plus lorsqu'on est seul. On se laisse distraire, on regarde son téléphone et ses notifications. Aujourd'hui, nous te proposons donc de poser un bandeau ou un tissu sur tes yeux. Cela t'invite à tourner ton regard à l'intérieur de toi, même s'il n'empêche pas toutes les fluctuations du mental.

Maintenant que tu pratiques assidûment depuis six jours, nous te proposons de réaliser la salutation au soleil A ou B les yeux bandés.Observe les sensations que cette pratique te procure par rapport à une pratique les yeux ouverts. Bonne pratique de *pratyahara* !

CŒUR

Aujourd'hui, faisons un petit zoom sur la notion de *tapas*, c'est-à-dire d'engagement, d'envie. Soyons clair : on n'a rien sans rien. Alors sois rigoureux... et/ou fais de ton mieux. Cultive ton envie de faire de ton mieux, le maximum que tu peux faire avec ce que tu as... Quand tu fais les choses avec envie, le *tapas*, la rigueur viennent tout seuls. Cela deviendra un automatisme.

Observe comment, quand tu fais les choses avec envie et passion, tu fais les choses différemment. C'est le cas quand tu cuisines par exemple. Essaie de trouver d'autres exemples dans ta vie quotidienne, professionnelle ou personnelle.

Observe aussi comment tu peux réussir à transformer une activité « déplaisante » en une activité que tu apprécies. Il y a souvent autant de positif que de négatif dans une situation : à toi de savoir quel camp tu veux choisir.

Une fois que tu as terminé ta séquence du jour, mets-toi en position assise et prends quelques minutes pour observer tes sensations, ton ressenti physique et mental. Note-les dans la partie Carnet, p. 90.

JOUR 07

MAÎTRISE-TOI

Aujourd'hui, découvrons l'autre nouvelle posture de la salutation au soleil B : le bon guerrier (*virabhadrâsana* 1).

CORPS

Depuis la position fesses en l'air, inspire et fais un grand pas pour poser ton pied droit entre les mains. Repose ton talon gauche au sol en ouvrant ton pied à 45 degrés vers l'extérieur. Fléchis bien ton genou devant à 90 degrés (le genou et la cheville sont alignés) et tends bien ton genou derrière. Quand tes appuis au sol sont solides, inspire, relève-toi en tendant tes bras face à toi, les paumes se font face, le regard est vers l'horizon, les épaules et le bassin sont dirigés vers l'avant.

HIGHLIGHT SUR LES POSTURES EN + : LE BON GUERRIER

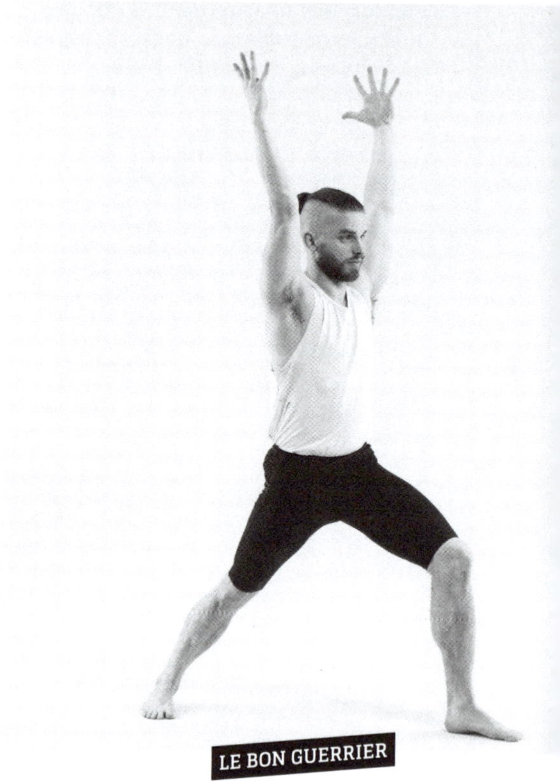
LE BON GUERRIER

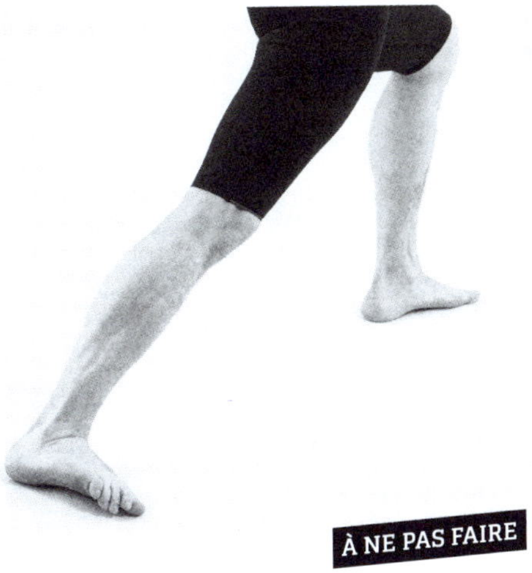

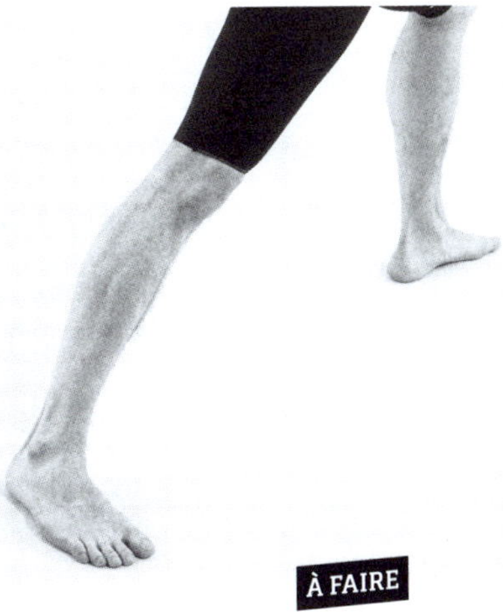

FOCUS

> Ton bassin est positionné de face : veille à le garder bien perpendiculaire au tapis.

> Ton pied arrière doit être entièrement appuyé sur le sol. Si tu as le pied plat, appuie fortement avec ton gros orteil et l'intérieur de ton talon pour créer une arche : magie, elle apparaît !

Maintenant que tu connais bien toutes les postures des deux salutations, nous t'invitons à pratiquer plusieurs salutations A avant d'enchaîner avec la B (par exemple trois salutations A puis deux salutations B). Prêt ? À toi !

NOTE BIEN CECI

Le yoga, c'est la maîtrise. En maîtrisant ta respiration, tu peux entrer véritablement dans l'état de yoga, atteindre cet état de concentration nécessaire à la pratique. Quand tu te concentres sur ta respiration, cela devient plus facile, tu sublimes l'effort. Cela te permet également, en réduisant et en contrôlant ta colonne d'air, de conserver ton énergie à l'intérieur, de ne pas la disperser. C'est une sorte de soupape qui te permet donc à la fois de maîtriser ton mental et ton énergie.

TÊTE

Aujourd'hui, nous te proposons un petit exercice de visualisation baptisé « l'endroit refuge ».

- Allonge-toi confortablement sur le sol et relâche ton corps complètement. Ferme les yeux et essaie de te rappeler ou d'imaginer un lieu, un endroit qui te rend heureux, qui te donne un sentiment de sécurité. Cela pourrait être chez toi, ou un lieu imaginaire idéal, un endroit parfait.
- Essaie d'en visualiser les détails : les contours, la lumière, les meubles éventuels, tout ce qui t'entoure, mais aussi les odeurs comme un feu de cheminée ou une bonne tarte qui sort du four. Essaie de rendre ce lieu vivant dans ton esprit en ressentant chaque détail et observe comment tu te sens.
- Une fois cette image mentale imprimée dans ton imaginaire, réalise qu'il s'agit de ton endroit refuge : là où tu peux retourner chaque fois que tu le désires pour retrouver le calme.

CŒUR

Au-delà des simples bienfaits physiques et mentaux que tu as pu expérimenter grâce aux différentes postures, est-ce que cela te plaît ? Est-ce que tu as ressenti aujourd'hui quelque chose qui va au-delà de tout cela ? Est-ce qu'il s'est passé quelque chose d'inexplicable ? Est-ce que tu commences à sentir en toi la flamme du yoga ? Tu as peut-être l'impression d'expérimenter ce que tout fan de sport ressent pour son équipe, un engouement à la fois inexplicable et irrépressible. C'est le cinquième principe des *nyamas* : *Ishwara pranidhana* (Laisse-toi faire, ça va bien se passer...).

Une fois que tu as terminé ta séquence du jour, mets-toi en position assise et prends quelques minutes pour observer tes sensations, ton ressenti physique et mental. Note-les dans la partie Carnet, p. 90.

TON BILAN

DE FIN DE SEMAINE

Tu es arrivé à la fin de cette première semaine : bravo ! C'est maintenant l'heure du bilan. Refais les trois tests que tu avais faits en début de semaine et mesure tes avancées. **Note-les dans la partie Carnet, page suivante.**

- **Corps.** Mets-toi debout, penche-toi en avant et essaie de toucher tes pieds. Qu'arrives-tu à toucher ? Tes genoux, tes tibias, tes chevilles, le dessus de tes pieds, le sol ? As-tu fait des progrès par rapport au début de la semaine ?

- **Tête.** Comment tu te sens aujourd'hui ? Détendu, calme, stressé, anxieux ? As-tu l'impression que tu arrives à mieux gérer tes pensées, tes émotions ?

- **Cœur.** Après cette première semaine où tu t'es concentré sur toi, est-ce que ton rapport à toi-même a changé ?

CARNET DE NOTES

Tu peux noter ici tes observations
et tes ressentis de la semaine.

Jour 01

....

....

....

....

Jour 02

....

....

....

....

Jour 03

....

....

....

....

Jour 04

....

....

....

....

Jour 05

....

....

....

....

Jour 06

....

....

....

....

Jour 07

....

....

....

....

Bilan de fin de semaine

....

....

....

....

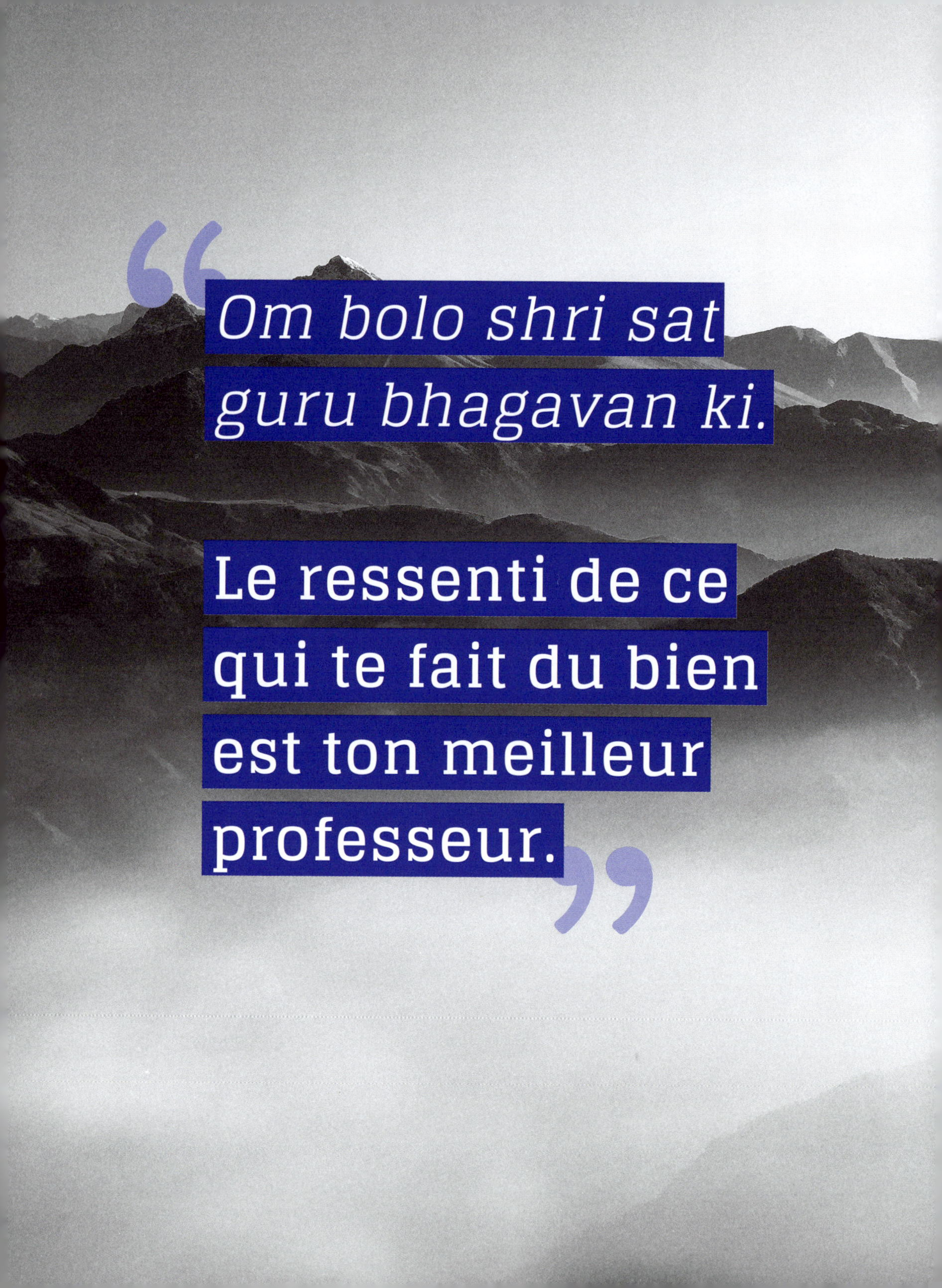

“*Om bolo shri sat guru bhagavan ki.*

Le ressenti de ce qui te fait du bien est ton meilleur professeur.”

SEMAINE / 02

OUVRE-TOI AUX AUTRES

Cette semaine, nous te proposons de continuer à mettre en pratique tout ce que tu as appris la semaine précédente : chaque matin, enchaîne la **salutation A** puis la **salutation B.** Nous te proposons également de découvrir de nouvelles postures à intégrer dans ta routine quotidienne. Cette série de postures est celle des **guerriers** (*virabhadrâsana*, de *vira*, « héros » et *bhadra*, « vertueux, favorable, heureux »...), que l'on a décidé de renommer. Ce sont des postures d'engagement, qui demandent une certaine détermination.

En pratique, il existe au moins cinq postures :

- **le bon guerrier** (ou guerrier 1, *virabhadrâsana* 1), que nous avons vu ensemble au jour 6 et quatre autres que nous allons découvrir cette semaine ;
- **le surfeur** (ou guerrier 2, *virabhadrâsana* 2) ;
- **le bon homme volant** (ou guerrier 3, *virabhadrâsana* 3) ;
- **le bon homme humble** (ou guerrier humble, *baddha virabhadrasana*) ;
- **le bon homme renversé** (ou guerrier renversé, *viparita virabhadrasana*).

JOUR 08

PRENDS SOIN D'EUX

On ne change pas les bonnes habitudes : commence par faire la salutation A, enchaîne avec la B puis, petite nouveauté du jour, intègre la séquence fesses en l'air + le bon guerrier + le bon homme volant.

FESSES EN L'AIR

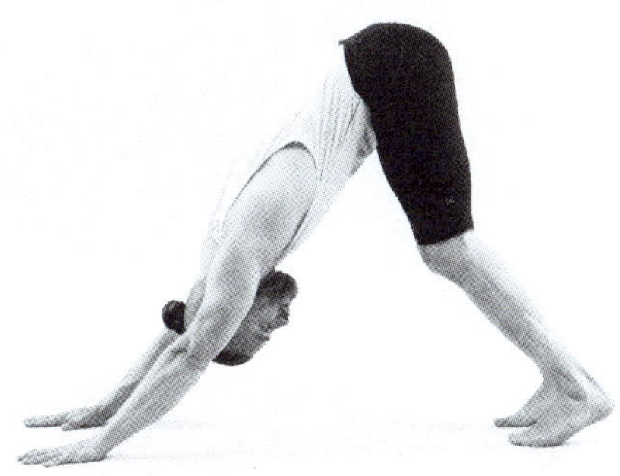

CORPS

Après la position du bon guerrier, place tout ton poids sur la jambe avant et prépare-toi à passer en équilibre sur cette jambe. Lève la jambe arrière pour l'amener dans l'alignement de ton dos tout en envoyant les bras vers l'avant. Tiens la position.

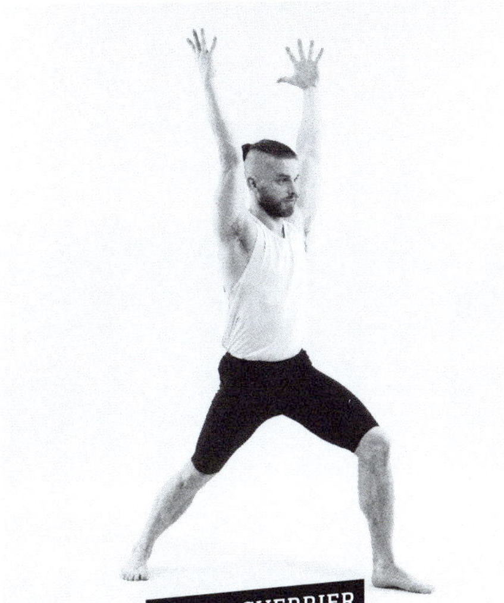

LE BON GUERRIER

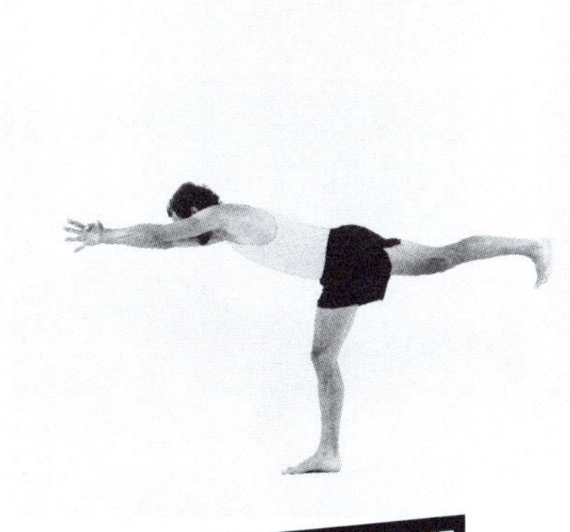

LE BON HOMME VOLANT

FOCUS

> Comme pour la planche basse, essaie de pousser un mur imaginaire avec la plante du pied afin d'aligner le pied et le bassin. Tu peux aussi poser ton pied contre un mur et créer la posture à partir de ce point d'appui.

> Tends les bras loin vers l'avant, comme si tu voulais mettre de l'espace entre tes vertèbres.

> Les mains, les épaules, le bassin et le talon sont bien alignés. Le regard est tourné vers le sol.

> Tourne le pied vers l'intérieur afin de tourner les orteils vers le sol.

LA BULLE DES BONS HOMMES

Il existe différentes variantes de cette posture. Tu peux par exemple tendre tes bras vers l'arrière, le long du buste.

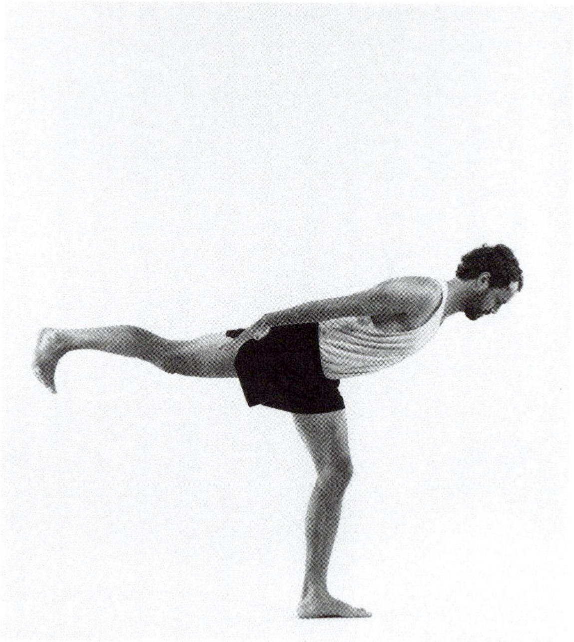

TÊTE

Aujourd'hui, petit exercice de yoga des pieds... qui te demandera une très grande concentration ! Cet exercice te permettra de renforcer ton ancrage et ta stabilité physique... et mentale.

- Debout, les pieds à la largeur du bassin, lève tes orteils et redépose-les sur le sol l'un après l'autre, en sentant chaque orteil qui entre en contact avec le sol. Essaie plusieurs fois.
- Lève à nouveau tes orteils, puis essaie de déposer uniquement le premier orteil. Détends tes doigts et tes mains, qui sont sans doute en contorsion (eh oui, on te voit !)
- Relève à nouveau tous tes orteils puis essaie maintenant de déposer seulement ton petit orteil (détends ton visage !)
- Relève tous tes orteils et essaie maintenant de déposer juste le gros et le petit en même temps... (reste avec nous !)
- Maintenant, monte sur les demi-pointes, puis redescends. Observe comment ton pied épouse le sol. As-tu cette sensation de sentir TOUT ton pied sur le sol ? Ferme les yeux. Respire...

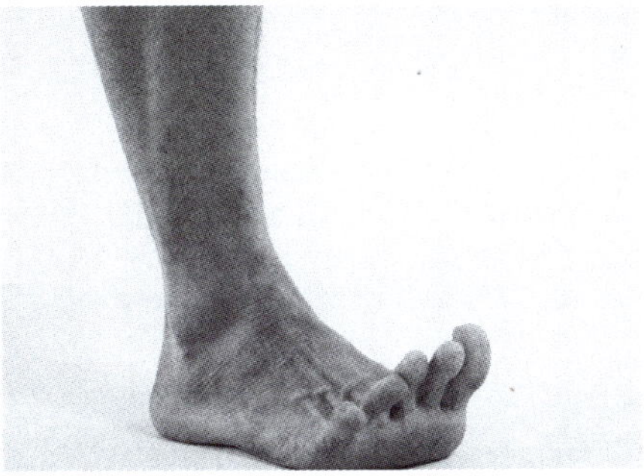
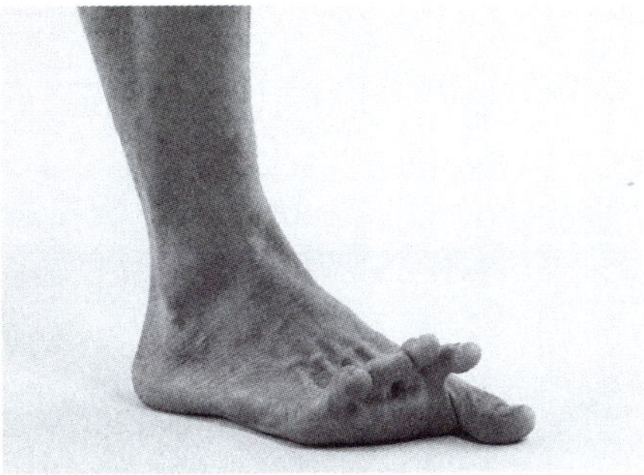
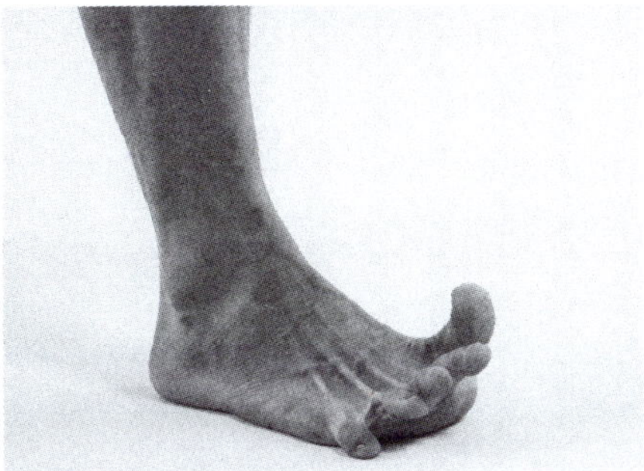
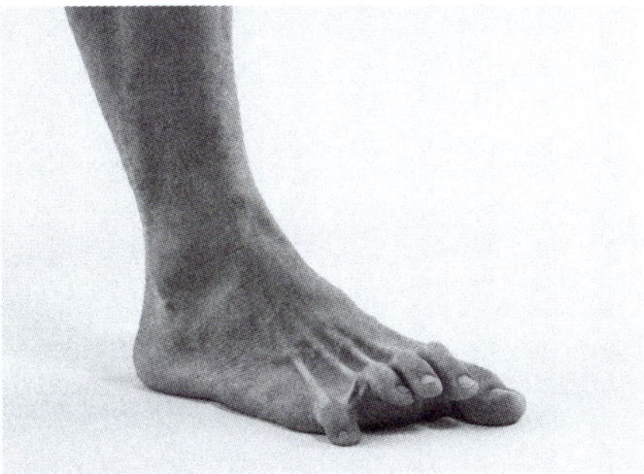

CŒUR

Cette semaine, nous te proposons ceci : imagine que tu es l'ange gardien de quelqu'un et que, chaque jour de cette semaine, tu fais quelque chose pour lui. Quelque chose de totalement désintéressé. Prends simplement soin de lui sans rien lui dire, sois « à son service » sans rien attendre en retour de sa part.

À propos de la différence entre « aider » et « servir », nous t'invitons d'ailleurs à méditer ce très beau texte de Rachel Naomie Remen, médecin américaine, spécialiste de la médecine intégrative :

> « *Aider entraîne une dette. Lorsque vous aidez quelqu'un, cette personne vous en doit une. Mais être au service, tout comme la guérison, est une action partagée. Il n'y a pas de dette. [...]*
>
> *Quand j'aide, j'ai un sentiment de satisfaction. Quand je suis au service, j'ai un sentiment de gratitude. Ce sont deux choses très différentes.*
>
> *Être au service est aussi très différent de réparer. Quand je répare quelqu'un, je perçois cette personne comme étant brisée. [...] Quand je répare, je ne vois pas l'entièreté de l'autre personne ou je ne fais pas confiance à l'intégrité de la vie en elle. Quand je suis au service, je vois et je fais confiance à cette entièreté. C'est ce à quoi je réponds et ce avec quoi je collabore.* »

Conférence donnée à la quatrième conférence annuelle de l'IONS,
« Cœur ouvert, esprit ouvert » à San Diego, Californie, juillet 1995.

Une fois que tu as terminé ta séquence du jour, mets-toi en position assise et prends quelques minutes pour observer tes sensations, ton ressenti physique et mental. Note-les dans la partie Carnet, p. 120.

JOUR 09

METS-TOI AU SERVICE DES AUTRES

Aujourd'hui, on reprend tout l'enchaînement d'hier et on ajoute la posture du bon homme humble (*baddha virabhadrasana*).

CORPS

Après la position du **bon homme volant**, repasse en position du **bon guerrier.** Puis croise les mains dans le dos et fléchis le buste vers l'avant, tête en bas : te voilà en position du **bon homme humble.**

LE BON HOMME VOLANT

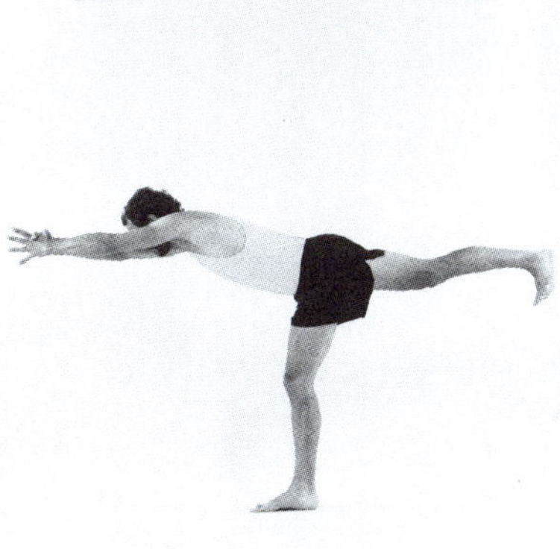

LE BON GUERRIER

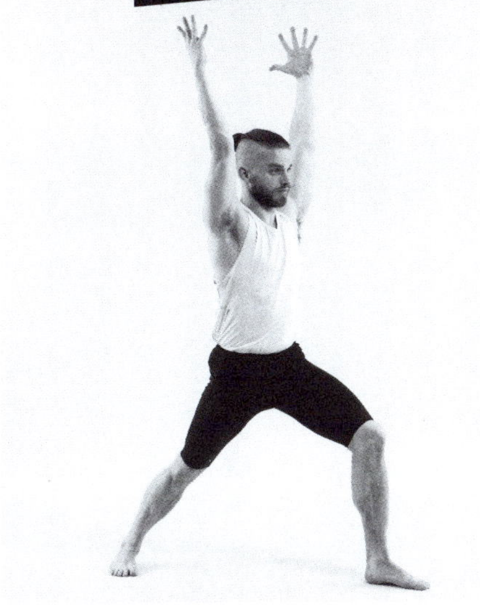

LE BON HOMME HUMBLE

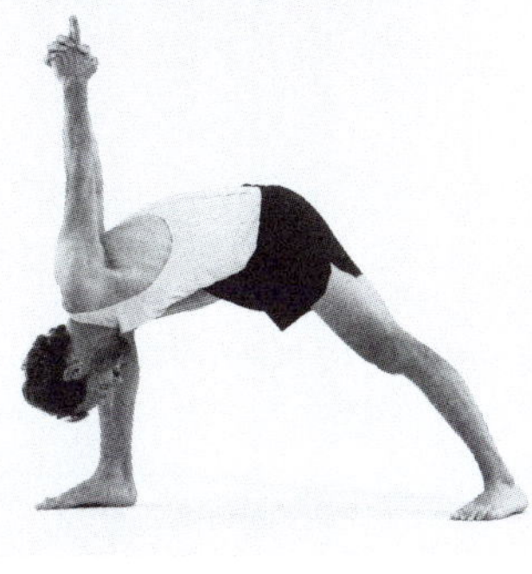

En fonction de ta souplesse, tu peux :

1. soit entrelacer tes 10 doigts ;
2. soit entrelacer tes 10 doigts et serrer tes paumes l'une contre l'autre ;
3. soit attraper tes coudes.
4. Si tu n'arrives pas à joindre les mains, prends une sangle entre tes mains. Pas de panique, ce n'est pas grave !

Dans tous les cas, le plus important est de garder les omoplates serrées en descendant le haut du corps.

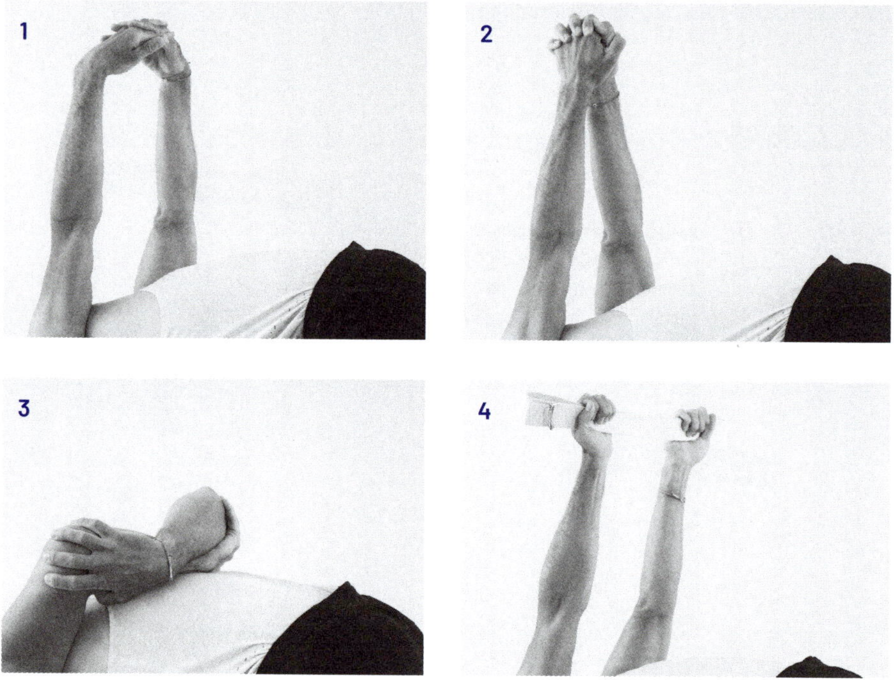

FOCUS

> Comme dans la posture fesses en l'air, l'objectif n'est pas d'aller le plus loin possible dans la posture, mais d'ouvrir le thorax. Pour cela, garde les omoplates les plus proches l'une de l'autre et tire les épaules vers l'arrière.

> Relâche bien la nuque.

LA BULLE DES BONS HOMMES

Le **bon homme humble** est une posture en inversion, c'est-à-dire que le cœur se situe au-dessus de la tête. Il existe plusieurs niveaux d'inversion, d'une version modérée comme ici à plus intense (comme le chandelier, voir p. 131). Dans ce type de posture, tu peux sentir de la pression dans ton visage. Elle est liée à un afflux accru de sang et donc à une plus grande oxygénation, ce qui procure une régénération, une revigoration. Dans les versions plus intenses, les membres inférieurs se retrouvent en haut : cela draine le sang et la lymphe. Idéal pour les jambes lourdes !

Cette posture allie trois choses : l'ancrage des jambes avec un genou plié (ce qui est intense sur les cuisses) ; une inversion avec l'afflux de sang vers la tête ; et la tension dans les épaules avec une bascule vers l'avant. Au début, cela pourra te paraître difficile. Puis tu comprendras son intérêt : cette posture de repli te permet de rentrer à l'intérieur de toi, en te concentrant sur ta respiration, comme un abandon.

TÊTE

Aujourd'hui, nous te proposons de faire un exercice de concentration appelé *trataka*. Va chercher une bougie ou une source lumineuse douce et essaie de regarder la flamme sans cligner des yeux, et en observant ta respiration. Combien de temps tiens-tu avant de fermer les yeux ?

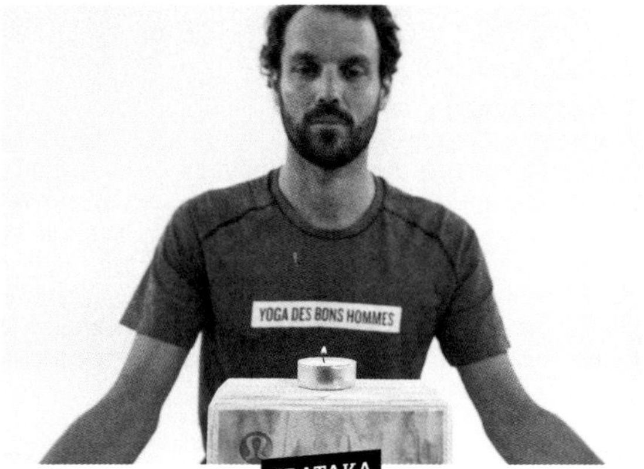

TRATAKA

CŒUR

Hier, nous t'avons proposé de te choisir un petit protégé... L'as-tu fait ? Et comment as-tu fait ton choix ? Avec ton cœur ou avec ta tête ? As-tu calculé ton choix ? Avais-tu dans l'idée de vraiment « servir » quelqu'un ou avais-tu en fait l'intention d'obtenir quelque chose de sa part en retour ?

Aujourd'hui, si tu te rends compte que tu as fait le mauvais choix, sache qu'il ne tient qu'à toi de rectifier ton attention et ton intention. Comprends que quand tu agis de manière intéressée, tes moyens ne sont pas bons. Quand tu fais sans rien attendre en retour, tu utilises plus ton cœur que ta tête. Vois-tu et ressens-tu la différence ?

Une fois que tu as terminé ta séquence du jour, mets-toi en position assise et prends quelques minutes pour observer tes sensations, ton ressenti physique et mental. Note-les dans la partie Carnet, p. 120.

JOUR 10

DÉCOUVRE-TOI AUX AUTRES

Tu as maintenant bien compris le principe : on reprend l'enchaînement d'hier et on ajoute une nouvelle posture, le surfeur (*virabhadrasana* 2).

CORPS

Les jambes toujours en fente, vérifie que ton pied arrière est perpendiculaire au tapis, et que ton pied avant est parallèle. Fléchis la jambe avant à 90 degrés. Allonge les bras parallèles au tapis, en gardant le torse bien droit et aligné au-dessus du bassin.

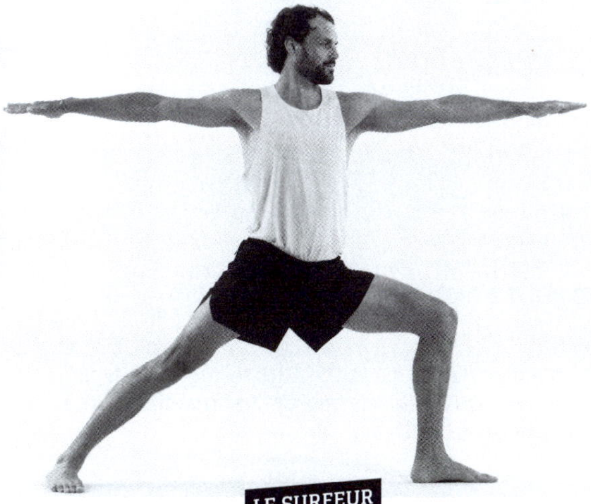

LE SURFEUR

FOCUS

> Cette posture en apparence simple est en réalité très complexe. L'un des points difficiles, c'est l'alignement du genou de devant avec les hanches.

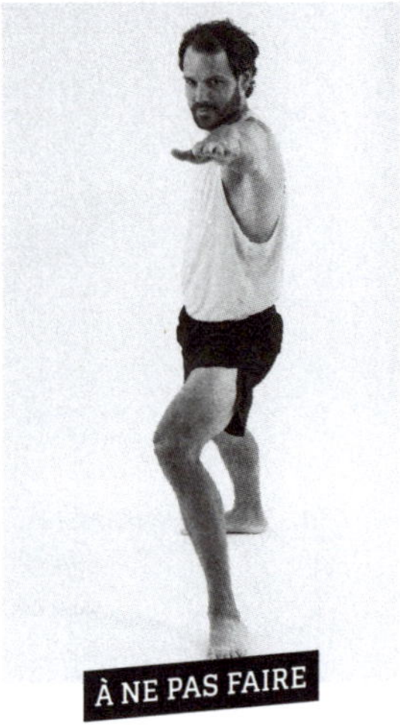

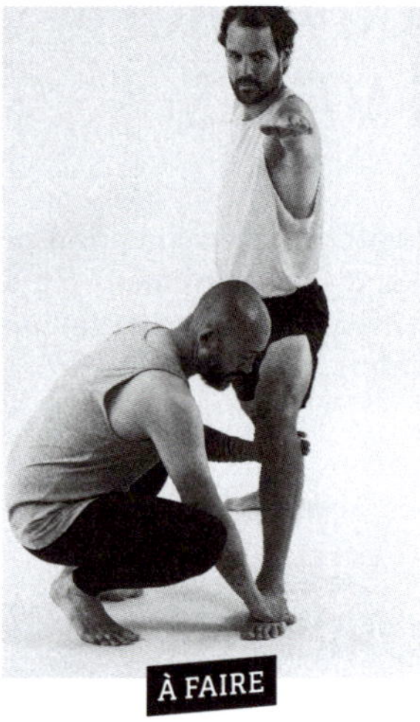

> Le regard (*drishti*) est tourné vers l'avant, au-dessus de l'index de la main de devant.

> Engage la rotule de ton genou arrière en contractant bien toute la jambe.

> Attention de ne pas cambrer le dos : ramène le ventre vers le centre, afin de garder le dos plat et de le décambrer.

> N'hésite pas à contrôler ton bras arrière. Tire tes doigts vers l'extérieur : tes deux bras doivent être engagés.

> Écrase bien ton pied arrière dans le sol.

LA BULLE DES BONS HOMMES

Dans cette posture, sens ce qu'il se passe dans ton corps et, éventuellement, les différents systèmes de compensation qui se mettent en place. Conscientise ton espace arrière, ce que tu ne vois pas. Concentre ton attention sur ton bras à l'arrière : est-il mou ? Il ne doit pas l'être, accorde-lui la présence qu'il mérite.

TÊTE

En début de pratique, assieds-toi confortablement. Comme au jour 3 de la première semaine (voir p. 74), nous allons continuer à nous servir de nos oreilles... Reviens sur cet exercice où tu utilisais le son autour de toi. Avec un peu de pratique, cela va devenir un réflexe de t'orienter dans l'espace juste en écoutant. Mais cette fois-ci, en restant concentré, essaie d'écouter des sons plus proches, des sons qui viendraient de toi. L'air que tu respires en passant par le nez fait du bruit : essaie de l'écouter. Essaie aussi d'écouter les battements de ton cœur. Sois patient : être attentif peut parfois prendre du temps.

CŒUR

Continuons sur cette idée des choses cachées, des choses ou des personnes que tu ne veux pas voir, des faiblesses que tu souhaites dissimuler, de ce que tu mets de côté peut-être par simple fainéantise... Pourquoi les nier ? Dans le yoga, au contraire, on les accepte. Le terme *yoga*, d'ailleurs, signifie « union ». C'est l'union de tes lumières et de tes ténèbres.

C'est en devenant pleinement toi avec tes forces et tes faiblesses que tu seras aligné. Une personne alignée dégage quelque chose qui donne envie d'aller vers elle. Être aligné permet de s'autoriser à s'ouvrir aux autres. Être soi permet de laisser l'autre être soi. Pose-toi cette question : es-tu authentique avec les autres ?

Une fois que tu as terminé ta séquence du jour, mets-toi en position assise et prends quelques minutes pour observer tes sensations, ton ressenti physique et mental. Note-les dans la partie Carnet, p. 120.

JOUR 11

ACCEPTE LES AUTRES

Aujourd'hui, on te propose d'ajouter à ton enchaînement la position du bon homme renversé (*shanti virabhadrasana* ou *viparita virabhadrasana*).

CORPS

En position du surfeur, tourne ta paume vers le ciel et bascule vers l'arrière en étirant le flanc (côté des côtes). Ton autre main descend le long de ta jambe. Ton objectif est de trouver l'équilibre dans le déséquilibre.

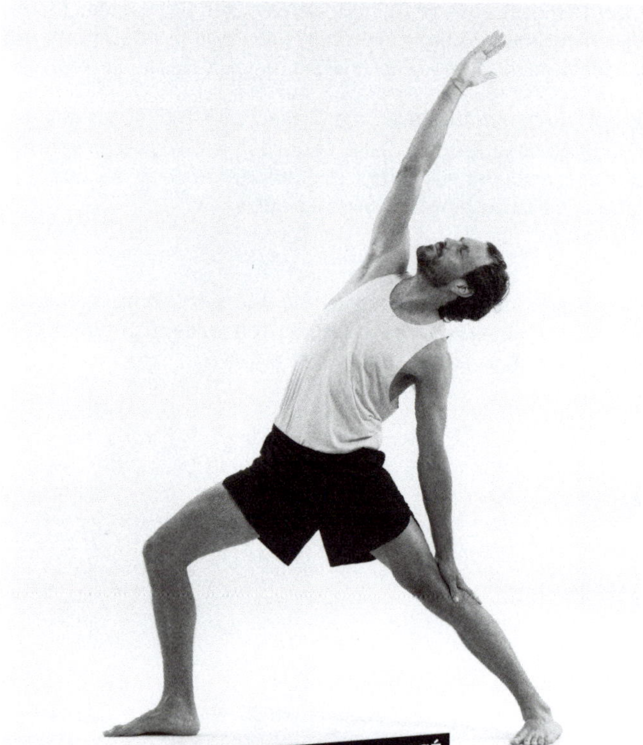

LE BON HOMME RENVERSÉ

FOCUS

> Pense toujours à engager la rotule de la jambe arrière, afin de contracter la cuisse.

> Les hanches doivent rester bien parallèles au tapis, attention de ne pas les tourner.

> Garde le bas du corps bien ancré.

> Tends tes doigts vers le ciel afin de bien engager tout le bras.

> Écrase bien ton pied arrière dans le sol, afin de recréer ta voûte plantaire.

LA BULLE DES BONS HOMMES

De nombreuses personnes perdent l'équilibre en renversant ainsi leur position. Et toi ? Est-ce que tu es à l'aise quand tu changes d'angle de vue, de perspective ? En d'autres termes, est-ce que tu arrives à te mettre à la place des autres ?

TÊTE

La respiration *ujjayi* ou « respiration victorieuse » est un *pranayama* (exercice de respiration). Elle est très utilisée lors des *asanas* car elle permet de faire une respiration profonde, longue et lente. Pour t'exercer, mets la main en miroir devant ta bouche et souffle devant, bouche ouverte, comme si tu voulais faire de la buée. Maintenant, fais la même chose bouche fermée. Le but est de fermer l'arrière de la gorge.

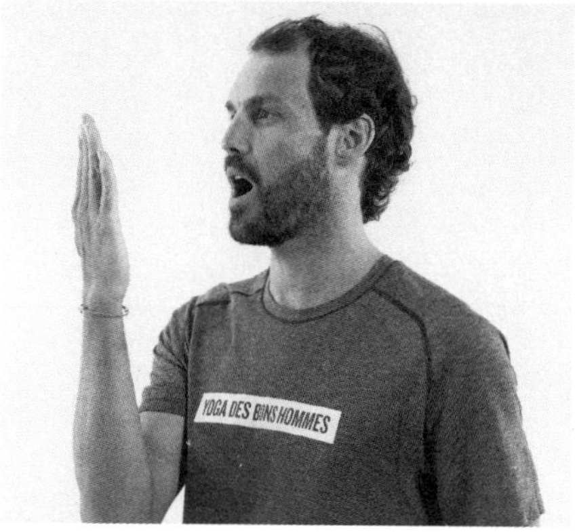

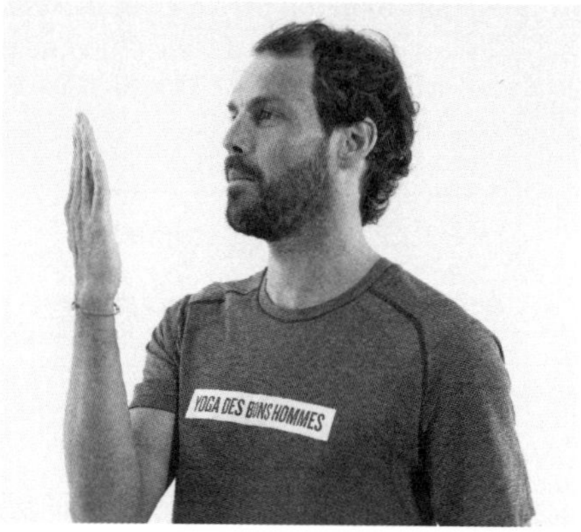

Découvre un exercice de respiration en vidéo !

CŒUR

Le guerrier de la paix (*shanti virabadrasana*) est à l'écoute des autres. Il s'agit d'une véritable écoute, d'une écoute active. Celle-ci se pratique avec empathie : tu dois être juste là pour accueillir les propos de l'autre, sans jugement, sans être dans la réaction ou dans le désir de tout ramener à toi.

Pose-toi la question : est-ce que tu es vraiment à l'écoute des autres ?

Une fois que tu as terminé ta séquence du jour, mets-toi en position assise et prends quelques minutes pour observer tes sensations, ton ressenti physique et mental. Note-les dans la partie Carnet, p. 120.

JOUR 12

FUSIONNE AVEC LES AUTRES

Aujourd'hui, on ajoute encore une nouvelle posture : le bon angle (*utthita parsvakonasana*).

CORPS

En position du surfeur, garde les hanches parallèles au tapis, appuie le coude sur le genou de devant. Monte le bras arrière vers le haut, le biceps proche de l'oreille.

LE BON ANGLE

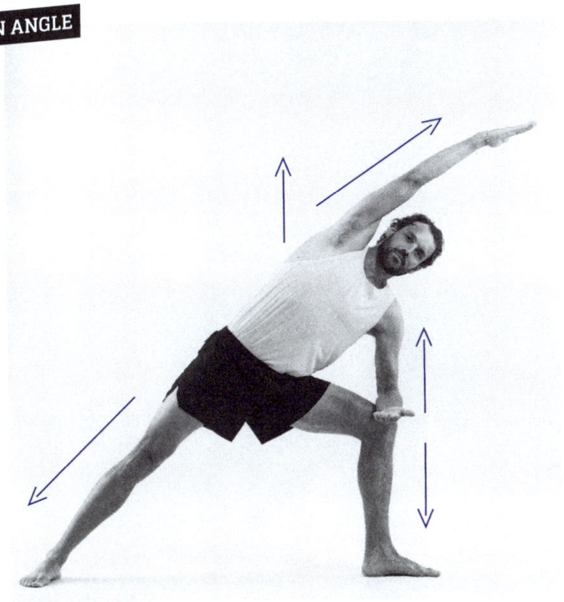

FOCUS

> Le pied, le genou, la hanche, les côtes, le bras, la main et les doigts doivent former une ligne droite. Ton objectif : chercher l'alignement du talon de la jambe arrière jusqu'au petit doigt.

> Écrase bien ton pied arrière dans le sol, afin de recréer la voûte plantaire.

> Tu n'es pas au comptoir ! Ne t'avachis pas mais pousse le genou avec le coude afin de créer une ligne de force et de monter tes côtes vers le ciel.

> Pense à tourner ton nombril vers le ciel ! Vise l'impossible pour arriver au possible.

LA BULLE DES BONS HOMMES

Dans cette posture, tu le verras par toi-même, il y a de nombreuses adaptations possibles à faire. Tu peux poser une brique sur le sol afin de t'appuyer dessus. Tu peux aussi baisser ton bras et mettre la main sur la fesse, en tournant l'épaule vers l'arrière. En fait, ne t'attache pas à cette posture, à une forme unique, trouve la tienne !

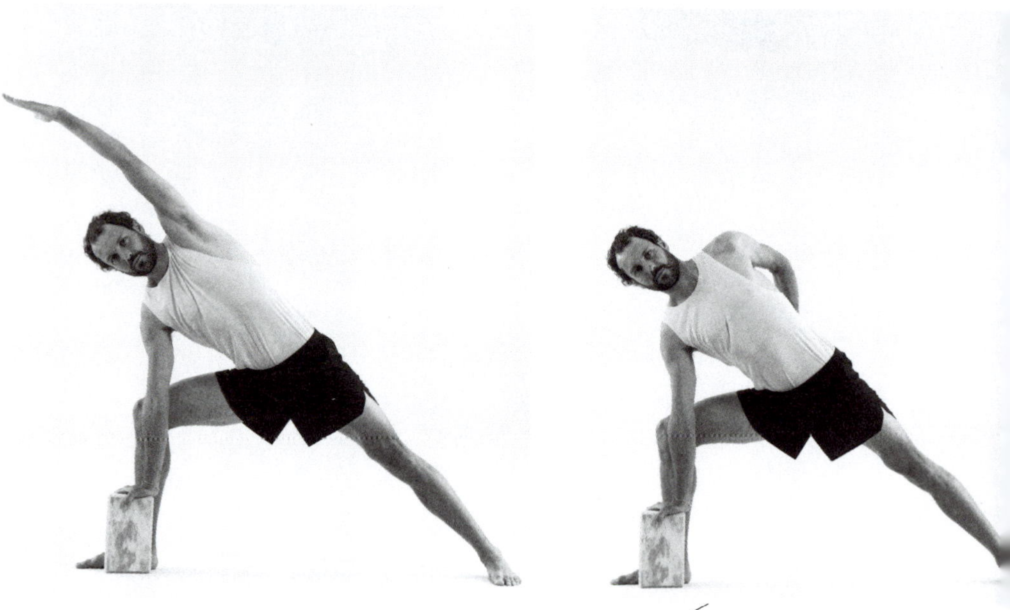

TÊTE

Aujourd'hui, nous t'invitons à développer ta proprioception dans cette posture.

- Mets-toi face à un miroir et ferme les yeux.
- Installe-toi dans la posture et imagine une ligne parfaite entre ton pied, ta hanche, ton flanc, ton épaule, ton bras et ta main. Tu y es ?
- Maintenant, ouvre les yeux et observe la ligne. Existe-t-elle ? Si elle n'est pas parfaite, tu peux recommencer en suivant le même processus. Mais attention (on te voit), n'essaie pas de te corriger les yeux ouverts face au miroir !

CŒUR

Observe la position des différentes parties de ton corps dans l'espace : tes genoux, tes hanches, tes épaules, tes coudes... Comment occupes-tu cet espace ? Comment te sens-tu dans l'espace avec les autres ? Comment le partages-tu avec les autres ? Quelle place laisses-tu aux autres ?

Une fois que tu as terminé ta séquence du jour, mets-toi en position assise et prends quelques minutes pour observer tes sensations, ton ressenti physique et mental. Note-les dans la partie Carnet, p. 120.

JOUR 13

ATTEINS L'AUTRE

Aujourd'hui, nous te proposons de découvrir la posture du géomètre (*utthita trikonasana*).

CORPS

En position du surfeur, tends ta jambe avant, étire ton bras de devant vers l'avant en laissant ta hanche monter à l'arrière. Puis bascule le bras avant vers le bas et le bras arrière vers le haut tout en gardant les bras alignés.

LE GÉOMÈTRE

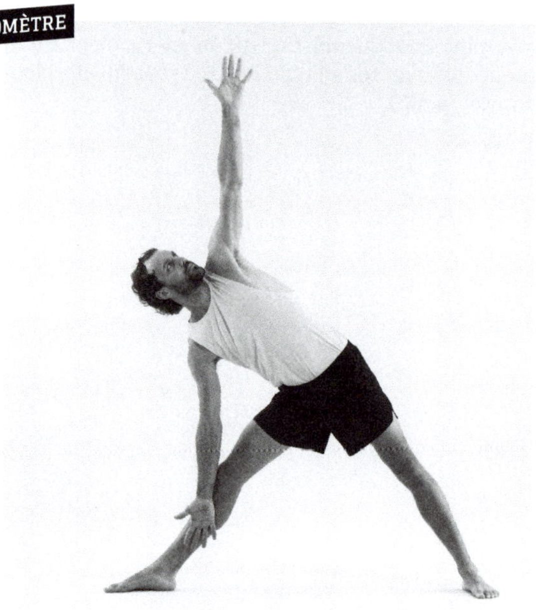

FOCUS

> Tu peux regarder vers le haut, dans le creux de ta main, ou, si c'est plus confortable pour toi, regarder vers le bas.

> Pense à bien engager tes doigts vers la terre et vers le ciel : étire-toi pour créer de l'espace entre tes omoplates.

> Engage bien tes rotules en contractant les cuisses.

> Si tu n'arrives pas à tendre la jambe avant, tu peux aussi plier légèrement le genou et poser ta main sur une brique.

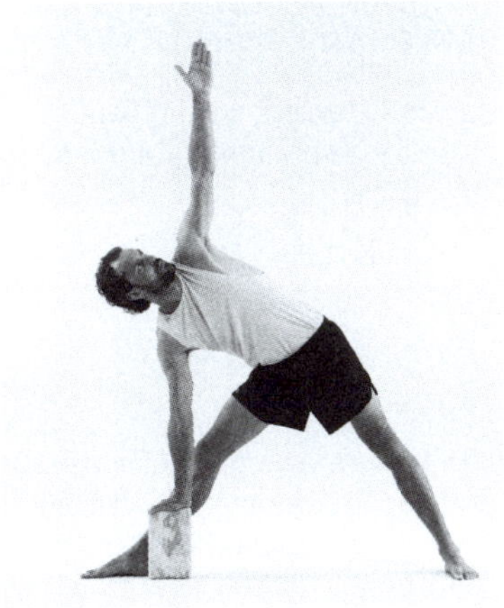

> Tourne ton nombril vers le ciel.

> Avec tes pieds, pense à pousser le tapis de chaque côté comme si tu voulais le couper en deux : cela permet de bien engager les cuisses.

LA BULLE DES BONS HOMMES

Profite de cette posture pour pratiquer la respiration *ujjay*. Elle t'aidera à atteindre l'état de concentration nécessaire pour tenir cette posture sans disperser ton énergie (voir p. 108).

TÊTE

En fin de pratique (mais n'hésite pas à essaier aussi au début, juste pour voir la différence), assieds-toi, bouche tes oreilles et ferme tes yeux pour te couper de l'extérieur. Commence par observer tes sensations : es-tu à l'aise dans le noir, seul dans ta tête, dans un espace clos ?

Essaie maintenant bouche fermée, de faire vibrer le fond de ta gorge, comme un bourdonnement, un petit moteur. Utilise trois expirations complètes, puis reviens à une respiration normale.

Observe les sensations sur ta peau, dans ton corps, cette vibration qui perdure...

Ce massage interne et plus particulièrement du nerf vague qui passe dans l'arrière du cou aide à se détendre, à se centrer, à être présent... Cela fonctionne-t-il sur toi ?

CŒUR

Le géomètre est assurément la posture la plus difficile à réaliser jusqu'ici, mais ton objectif est d'y trouver une certaine facilité. Remémore-toi le jour 3, et observe-toi depuis que tu as commencé ce challenge avec nous. Tu te sens calme, tu maîtrises ta respiration, ton cœur ne bat pas à deux cent à l'heure... ? Si tu es dans cet état, tu fais du yoga.

Si tel est le cas, tu es tout à fait capable, maintenant, d'entraîner ton mental à garder son calme aussi en dehors du tapis. Aujourd'hui, arrives-tu à maîtriser cela sur le tapis et en dehors du tapis ? Réussis-tu à « être yoga » dans tes rapports aux autres, à garder ton calme et ta respiration calme face aux situations qui peuvent te déplaire ? Depuis que tu pratiques, est-ce que ton rapport avec les autres a évolué ? Rappelle-toi d'une situation difficile, une dispute avec quelqu'un... Parviens-tu maintenant à garder ton calme ? Le calme est souvent la plus belle des réponses.

Une fois que tu as terminé ta séquence du jour, mets-toi en position assise et prends quelques minutes pour observer tes sensations, ton ressenti physique et mental. Note-les dans la partie Carnet, p. 120.

JOUR 14

DEVIENS L'AUTRE

Aujourd'hui, on enchaîne le *flow* appris jusqu'ici avec la posture du bon homme enraciné (plus connue sous le nom de l'arbre, *Vrikshasana*).

CORPS

En position debout, pose la plante du pied contre la jambe opposée, hanche ouverte, et joins les mains.

LE BON HOMME ENRACINÉ

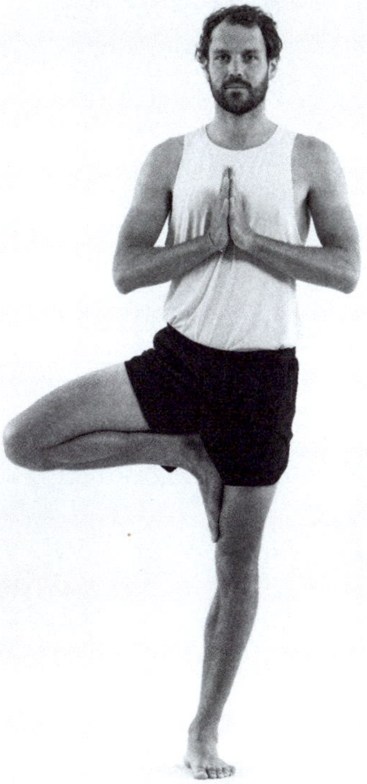

FOCUS

> Ton pied est posé entre ta cheville et ton aine. Évite simplement de le poser sur le genou (qui est légèrement fléchi).

> Ton pied sur le sol doit être bien ancré. Tu peux écarter ou contracter tes orteils, en fonction de tes préférences.

> Cherche une verticalité : imagine que tu veux te grandir en allongeant ta colonne vertébrale.

> Le contact pied-cuisse doit être actif : tes hanches doivent rester alignées.

> Tu peux aussi lever les bras au ciel, paumes face à face, ou joindre les paumes et regarder vers le haut.

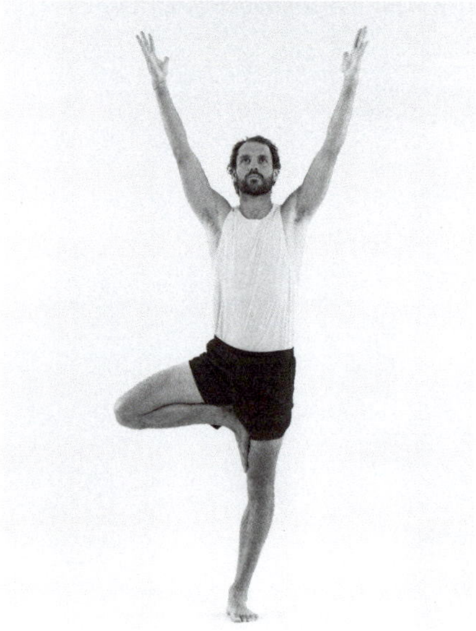

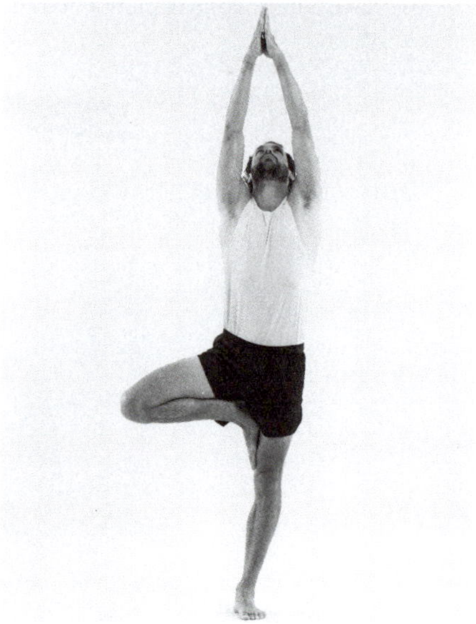

LA BULLE DES BONS HOMMES

Pendant toute ta pratique, intègre une respiration continue et utilise la respiration comme une concentration. Fixe un point précis face à toi et ne le lâche pas pendant tout le *flow*.

TÊTE

Aujourd'hui, nous te proposons de t'intéresser à tes émotions...

Dans la liste ci-dessous, des émotions confortables et inconfortables ont été regroupées en plusieurs catégories autour d'un thème central, afin de te permettre de te familiariser avec la diversité des émotions et d'en être plus conscient. Dans chaque groupe, entoure les émotions qui te sont les plus familières et note à quel endroit de ton corps tu les ressens, comment elles se manifestent, quelles images ou pensées y sont associées.

La pratique du scan corporel (voir p. 145) peut t'aider à établir ces connexions. Il est bon également de relire de temps en temps cette liste en faisant le lien avec ton quotidien, et de prendre un temps pour accueillir les émotions fortes lorsqu'elles se présentent, en explorant les sensations physiques qui y sont associées. Note également les réactions qui tendent à nier la situation, à l'arranger, à changer de sujet, à éviter de ressentir...

LES ÉMOTIONS

Peur : appréhension, anxiété, détresse, énervement, nervosité, panique, rigidité, gêne, inquiétude, effroi, sensation d'être submergé, insécurité, jalousie.

Confusion : désorientation, ahurissement, incertitude, embarras, perplexité, chaos, floue, inconscience.

Colère : agacement, exaspération, agitation, contrariété, destructivité, dégoût, frustration, irritation, rage, sentiment envieux, renfrogné, grincheux.

Tristesse : angoisse, désespoir, mélancolie, nostalgie, chagrin, insécurité, solitude, détresse, rejet.

Honte : culpabilité, embarras, humiliation, sentiment d'inaptitude, regret, remords, mortification.

Amour : affection, excitation, attraction, soin, compassion, désir, engouement, bonté, appréciation, envie, ferveur, sympathie, sentimentalité.

Joie : amusement, contentement, ardeur, exaltation, plaisir, enthousiasme, émoi, gaîté, espoir, optimisme, satisfaction.

CŒUR

Maintenant que tu as gagné en confiance, que tu as peut-être amené quelqu'un dans ta pratique, passe au niveau au-dessus et envisage une pratique collective du yoga. Car le yoga n'est pas une pratique individuelle, il se pratique ensemble, connecté avec les autres humains. Pourquoi ne pas créer ta micro-tribu, ou alors t'inscrire à un cours de yoga près de chez toi ?

Désormais, tu fais partie d'une équipe, d'un groupe... Si tu es toi-même fan (d'une équipe de foot par exemple), tu as peut-être déjà ressenti cette énergie du collectif. C'est cela être un Brogi !

Une fois que tu as terminé ta séquence du jour, mets-toi en position assise et prends quelques minutes pour observer tes sensations, ton ressenti physique et mental. Note-les dans la partie Carnet, p. 120.

TON BILAN

DE FIN DE SEMAINE

Tu es arrivé à la fin de cette deuxième semaine : toutes nos félicitations ! C'est maintenant l'heure du bilan. Refais les trois tests que tu avais faits en début de la première et de la deuxième semaines, et mesure tes avancées. **Note-les dans la partie Carnet en page suivante.**

- **Corps**. Mets-toi debout, penche-toi en avant et essaie de toucher tes pieds. Qu'arrives-tu à toucher ? Tes genoux, tes tibias, tes chevilles, le dessus de tes pieds, le sol ? As-tu fait des progrès par rapport au début de la semaine ?
- **Tête**. Comment tu te sens aujourd'hui ? Détendu, calme, stressé, anxieux ? As-tu l'impression que tu arrives à mieux gérer tes pensées, tes émotions ?
- **Cœur**. Après cette première semaine où tu t'es concentré sur les autres, est-ce que ton rapport avec eux a changé ?

CARNET DE NOTES

Tu peux noter ici tes observations
et tes ressentis de la semaine.

Jour 08

....

....

....

....

Jour 09

....

....

....

....

Jour 10

....

....

....

....

Jour 11

....

....

....

....

Jour 12

....

....

....

....

Jour 13

....

....

....

....

Jour 14

....

....

....

....

Bilan de fin de semaine

....

....

....

....

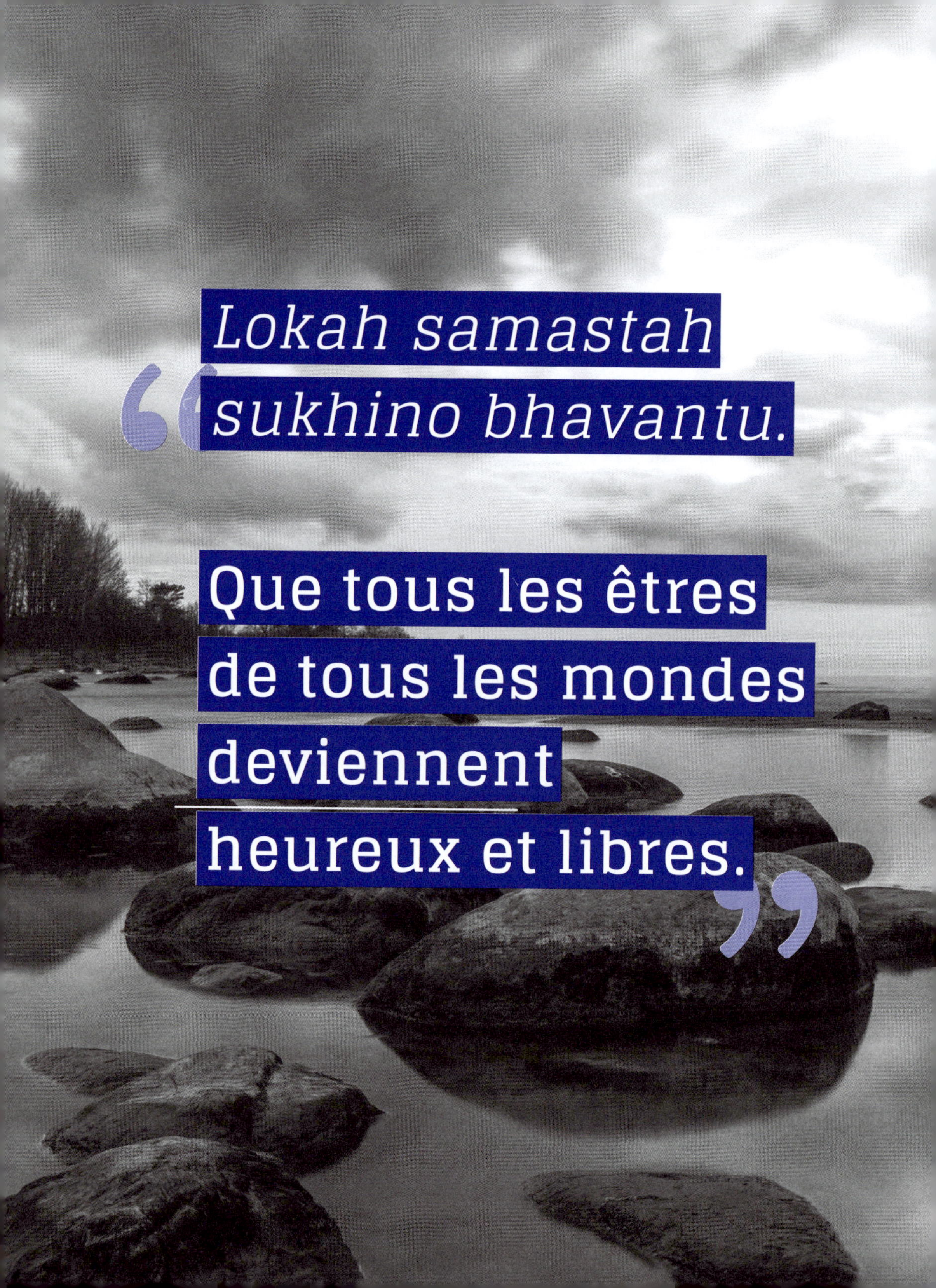

“*Lokah samastah sukhino bhavantu.*

Que tous les êtres de tous les mondes deviennent heureux et libres.”

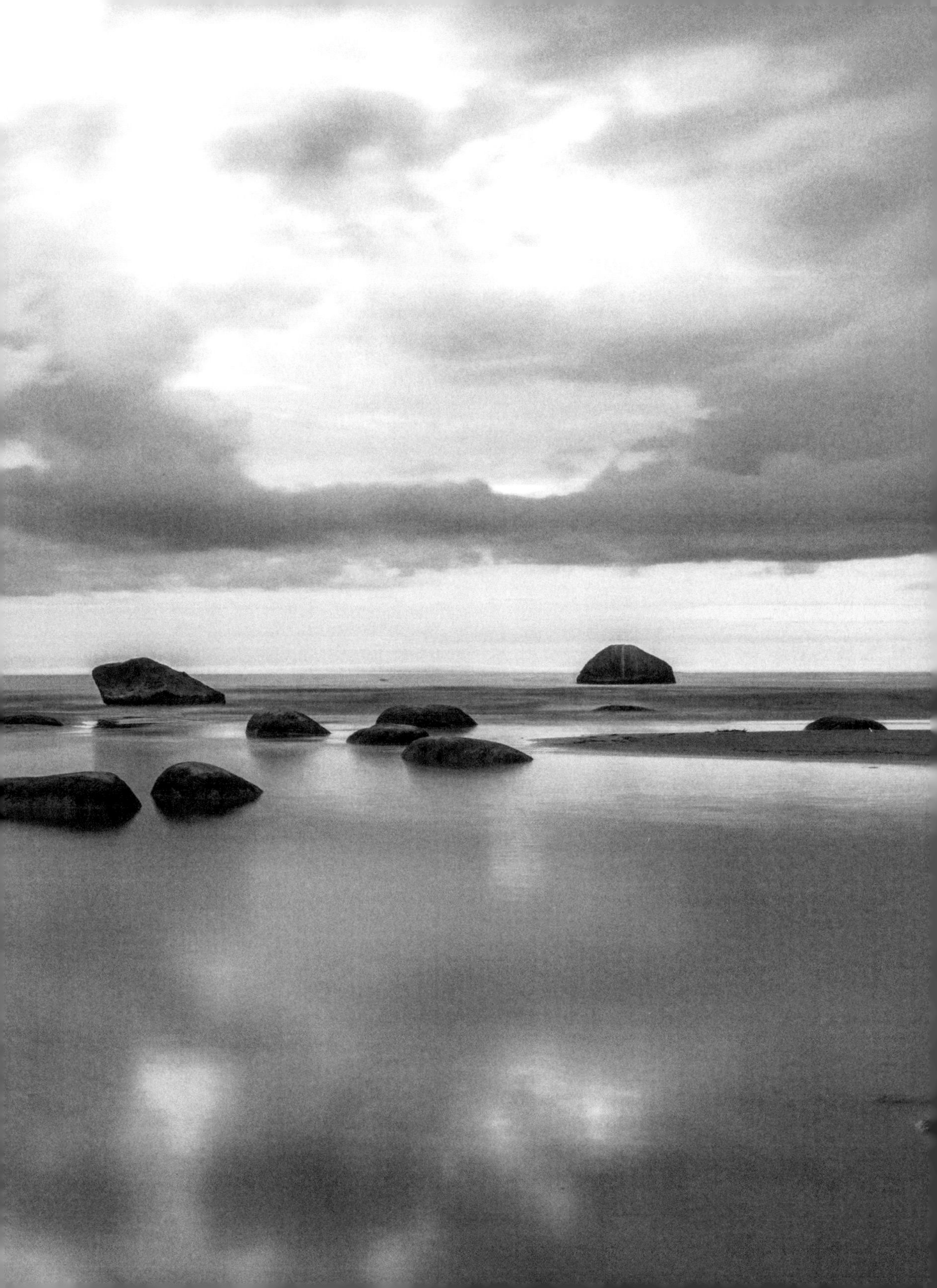

VERS L'INFINI ET AU-DELÀ ! (DEVIENS UN YOGI DE L'ESPACE)

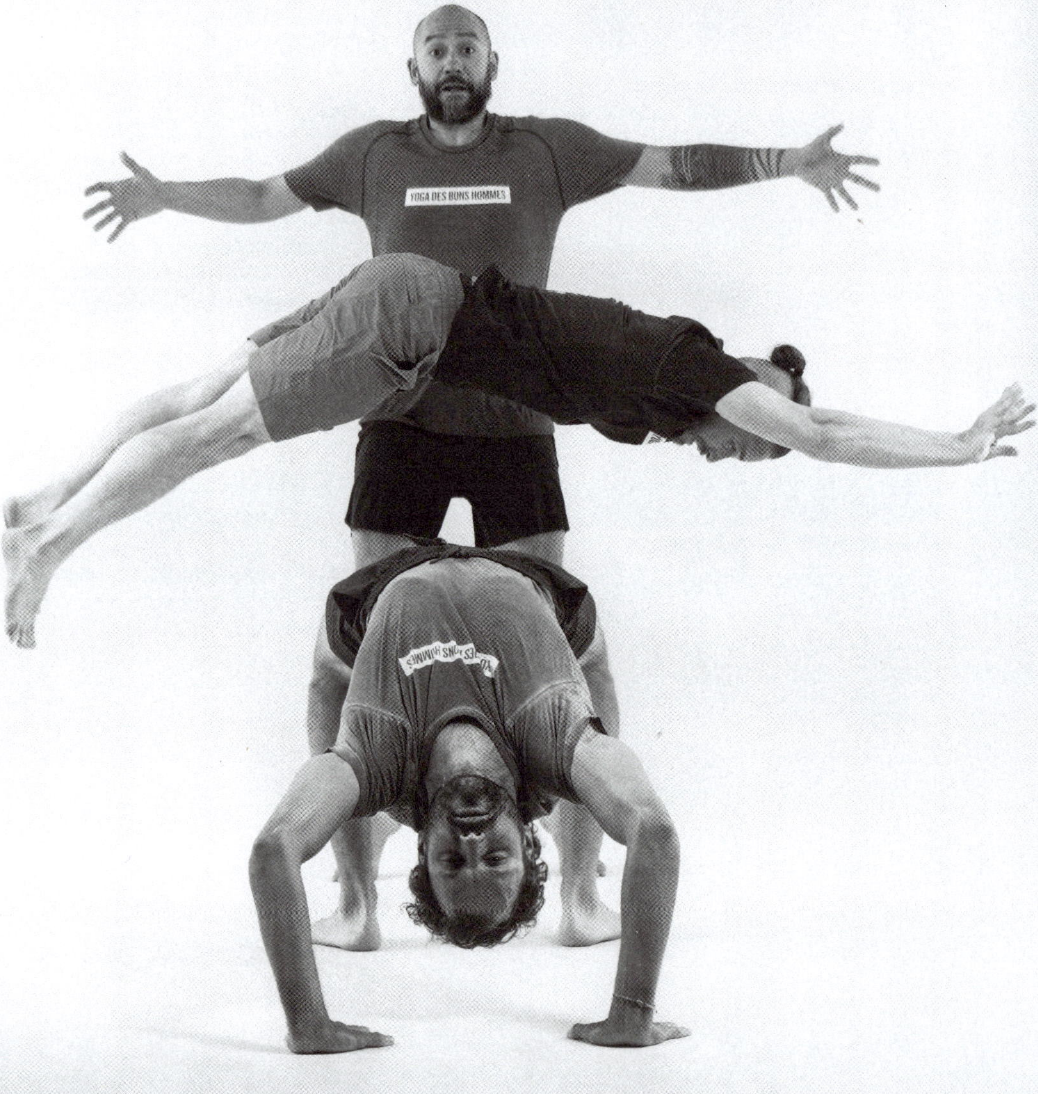

SEMAINE /03

ÉLEVONS-NOUS

Cette semaine, l'objectif est d'effectuer un retour vers le sol, avec un yoga moins engageant. Bref, tu vas découvrir une autre façon de faire du yoga en passant du *yang* au *yin*. Tu vas sortir de ta zone de confort, ce qui pourra te sembler perturbant, voire inconfortable certains jours. Mais c'est cela le yoga : trouver du confort dans l'inconfort.

L'objectif est aussi de te permettre de développer ta connexion à l'environnement et au vivant en général en passant du « moi » au « nous ». C'est l'idée du *dharma*, la loi universelle de la nature : comprendre pourquoi on est en vie, être en paix, devenir soi au-delà du simple aspect physique, optimiser son potentiel de vie.

JOUR 15

REVENONS À L'ESSENTIEL

Tu as maintenant bien compris le principe de chaque journée : tu commences par l'enchaînement des postures apprises depuis le début de ce programme, puis tu ajoutes une nouvelle position. Aujourd'hui : **la pince** (*paschimottanasana*).

CORPS

Assieds-toi et tends tes jambes, mains sur le sol, paumes vers le ciel. Oriente ton ventre vers tes cuisses et avance tes bras loin devant toi.

LA PINCE

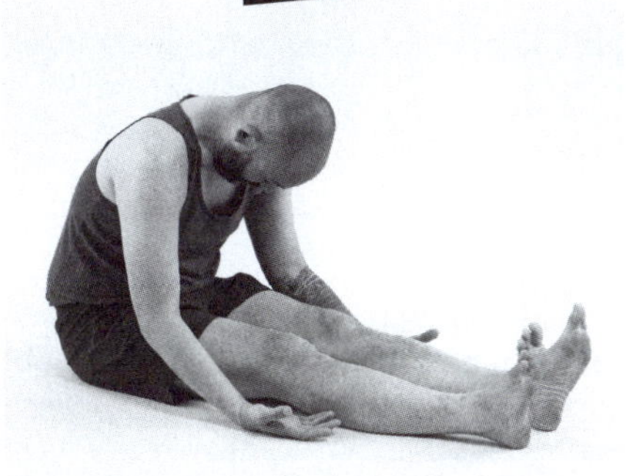

FOCUS

> Tout le travail réside dans le bas du dos et pas dans l'arrière des jambes.

> N'hésite pas à plier légèrement les jambes et à mettre une brique sous tes genoux : oublie l'image de la posture parfaite et apprends à être humble.

LA BULLE DES BONS HOMMES

Cette posture en flexion avant symbolise la fermeture, le repli sur soi (à l'inverse de la flexion arrière, qui propose une ouverture vers les autres). Comment te sens-tu dans cette posture ? Peut-être ce retour sur toi-même, sur ton enfant intérieur, t'angoisse-t-il un petit peu ? Observes-tu des différences avec les postures en flexion avant ?

TÊTE

En position pince, prenons quelques minutes ensemble pour réfléchir à cette notion d'ancrage...

Nous sommes en effervescence permanente et nous ne cessons presque jamais d'émettre des pensées, qui finissent par envahir notre esprit. Elles peuvent entraver nos actions, nous empêchant de nous apaiser et de nous détendre, et peuvent provoquer des situations de stress qui « menacent » notre équilibre mental et physique.

S'ancrer, c'est s'autoriser le lâcher-prise, faire confiance à la vie et se faire confiance pour s'abandonner dans sa posture. Il ne s'agit pas d'abandonner ses pensées car c'est impossible mais de les ordonner, de les prioriser, de donner de la place à certaines et moins à d'autres.

Pour atteindre ce lâcher-prise, cette pleine conscience, pour débrancher ce pilote automatique qui nous fait agir en mode robot au point d'oublier de prendre conscience des choses, il faut que chaque partie du corps en contact avec le sol lâche prise, se relâche et s'enfonce vers le bas.

S'ancrer, c'est laisser le poids du corps se transférer dans le sol. C'est se connecter à la Terre, reprendre racine à la source, reprendre conscience de son corps dans l'espace, établir une connexion entre la terre qui nous accueille et le ciel qui nous élève. Un ancrage établit une fondation solide.

CŒUR

Prends conscience de l'environnement autour de toi, ressens le sol sur lequel tu poses les pieds, prends conscience du rythme de la vie, de la lenteur de la nature par rapport à tout ce que tu vis, de tout ce qui peut se passer.

Intéresse-toi à ta façon de consommer :

- Choisis un objet de ton quotidien (par exemple ce livre que tu as dans les mains !). Imagines-tu tout le processus qui a été nécessaire à sa fabrication et à sa commercialisation : la rédaction, la fabrication du papier, le transport pour l'acheminer dans ta librairie ?
- Et les vêtements que tu portes, par qui ont-ils été fabriqués et dans quelles conditions ? Quel a été l'impact environnemental et humain de leur production ?
- T'es-tu déjà demandé d'où viennent les aliments que tu consommes ? Comment ont-ils été produits et dans quelles conditions ? Quel est leur impact environnemental ?
- Lors d'un repas, fais ce petit exercice tout simple : prends conscience de chaque bouchée, en étant à l'écoute de chacun de tes sens.

Maintenant, réfléchis aussi aux alternatives possibles : quels sont les choix que tu pourrais faire pour réduire ton impact environnemental ou humain ?

Une fois que tu as terminé ta séquence du jour, mets-toi en position assise et prends quelques minutes pour observer tes sensations, ton ressenti physique et mental. Note-les dans la partie Carnet, p. 150.

JOUR 16

COMPRENONS-NOUS

Aujourd'hui, découvrons la posture de l'homme sphinx (*ardha bhujangasana*).

CORPS

Allongé sur le ventre, relève le buste en prenant appui sur tes coudes placés en dessous des épaules (imagine que tu es à la plage). Pose ton front sur une brique.

L'HOMME SPHINX

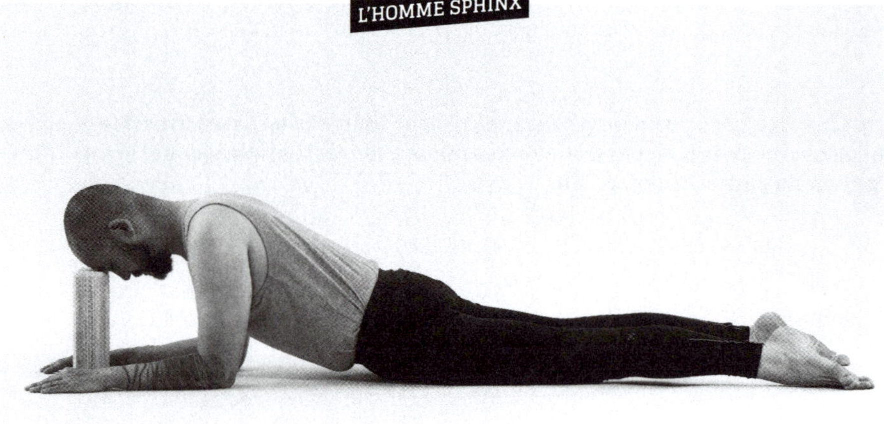

FOCUS

> Pousse le pubis dans le sol pour activer tes fesses.

> Pense à allonger ta colonne vertébrale et ta nuque et regarde vers le sol.

TÊTE

Aujourd'hui, nous te proposons de faire un petit exercice de yoga des yeux. Cette pratique va t'aider à développer ta concentration et à renforcer tes muscles oculaires en travaillant sur tes *drishtis* (pour rappel, ce terme est dérivé de *darsha*, qui signifie « voir » ; il désigne les endroits où diriger le regard pendant la pratique des *asanas*).

Ici, l'exercice consiste à loucher de façon volontaire vers le haut puis vers le bas puis à aller chercher les quatre coins de ton champ visuel (imagine un grand carré autour de toi : regarde en haut à gauche, puis en bas à gauche puis en bas à droite, puis en haut à droite, et ainsi de suite).

Essaie de rester relâché pendant l'exercice. Seuls tes yeux bougent.

N'hésite pas à pratiquer cet exercice lors de tes longues périodes statiques devant un ordinateur : c'est excellent pour détendre les yeux !

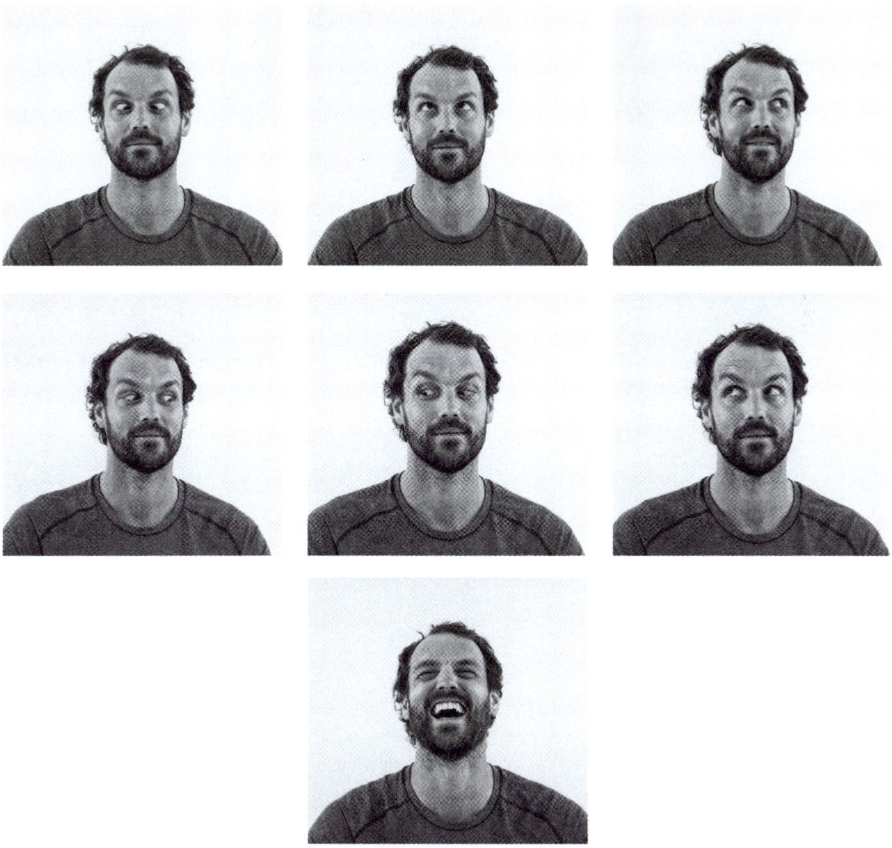

CŒUR

Toutes tes actions ont un impact sur la vie. Aujourd'hui, demande-toi pourquoi tu es plus sensible à certaines problématiques ou causes dans le monde (humaines, écologiques...) qu'à d'autres ? Tu ne peux pas être indigné par tout, mais pourquoi, à un moment donné, es-tu sensible à une cause ? Comment choisis-tu tes combats ? Es-tu prêt à t'engager pour une cause plus grande que toi, à passer du « je » au « nous » ?

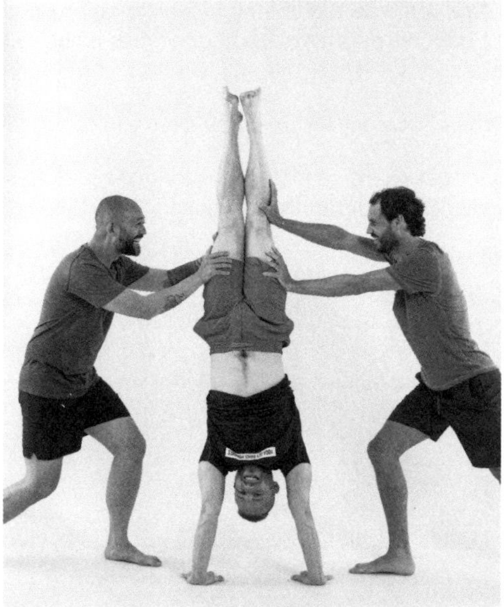

Une fois que tu as terminé ta séquence du jour, mets-toi en position assise et prends quelques minutes pour observer tes sensations, ton ressenti physique et mental. Note-les dans la partie Carnet, p. 150.

JOUR 17

UNISSONS-NOUS

Aujourd'hui, le chandelier (*sarvangâsana*) ! Cela te rappelle tes cours de gym à l'école ? C'est normal, c'est la même posture. Tout le monde sait la faire, il n'y a pas de notion de souplesse ou de force.

CORPS

En pratique, en position allongée sur le dos, amène tes jambes derrière ta tête. Attrape tes mains dans ton dos et essaie de ramener tes omoplates l'une vers l'autre. Pose tes mains en soutien dans le bas de ton dos et monte tes jambes l'une après l'autre vers le ciel, en demi-chandelle ou en chandelle complète. Monte légèrement le menton vers le haut.

Pour sortir de cette posture : ramène tout doucement tes genoux sur la poitrine, une jambe après l'autre. Repose les mains sur le sol. Déroule la colonne vertébrale sur le sol en te servant de tes mains et de tes abdos pour amortir la descente.

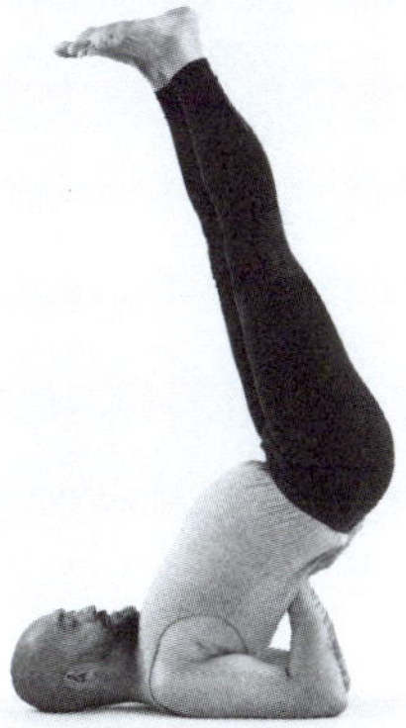

LE CHANDELIER

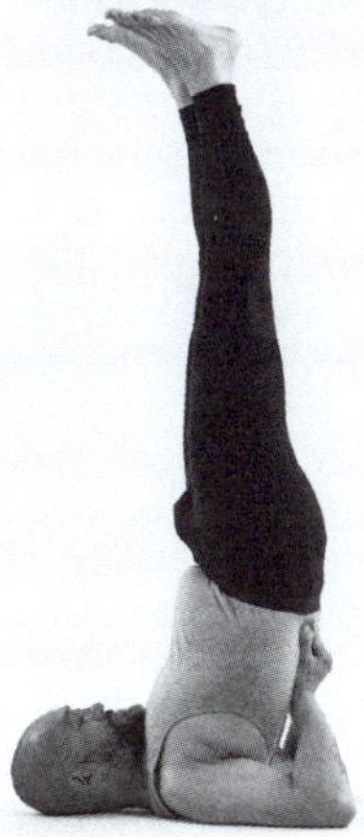

FOCUS

> Garde la gorge bien dégagée en montant légèrement le menton.

> Roule les épaules vers l'arrière pour alléger la nuque (voir le guerrier humble, p. 94).

LA BULLE DES BONS HOMMES

Dans cette posture, tu ressens un inconfort maximum, un côté comprimé, une pression, une sensation de gorge serrée. C'est peut-être un peu angoissant pour toi. Comment gères-tu cette idée ?

Profites-en pour pratiquer la respiration *ujjayi* (voir p. 108). De toute façon, ta gorge est tellement comprimée que tu ne pourras respirer que par le nez, pas par la bouche.

TÊTE

Aujourd'hui, nous allons sortir du tapis. Tu pourras tenter cette pratique n'importe où mais surtout dans un endroit où il y a du monde : pourquoi pas sur un banc dans un jardin public, dans les transports en commun ou dans une salle d'attente bruyante ? Si tu attends toujours d'avoir les conditions idéales - un lac, de l'encens et des pétales de rose - tu ne méditeras jamais !

Ferme les yeux et sers-toi des sons autour de toi : les sons de la ville, les voix des passants... Essaie de te repérer dans l'espace, de visualiser ce qu'il y a autour de toi en écoutant, de voir avec tes oreilles.

Respire calmement et avec un ventre détendu.

L'intérêt de cet exercice est de comprendre que méditer n'est pas se couper du monde mais au contraire d'en faire partie.

Combien de temps peux-tu juste rester là sans ouvrir les yeux et te concentrer sur les sons ?

CŒUR

Aujourd'hui, petite prise de conscience...

« *Nous ne sommes pas des êtres humains vivant une expérience spirituelle, nous sommes des êtres spirituels vivant une expérience humaine* » (Teilhard de Chardin).

À l'échelle humaine, nous sommes tous identiques à 99,99 %. Nous partageons notre patrimoine génétique à 98,7 % avec le chimpanzé. Et nous avons même 60 % de protéines en commun avec les bananes !

Qu'est-ce que cela t'inspire ? (Et la prochaine fois que tu mangeras une banane, penses-y !)

Une fois que tu as terminé ta séquence du jour, mets-toi en position assise et prends quelques minutes pour observer tes sensations, ton ressenti physique et mental. Note-les dans la partie Carnet, p. 150.

JOUR 18

FAISONS-NOUS CONFIANCE

Aujourd'hui, nous te proposons de découvrir le demi-pont (*ardha setu bandhâsana*).

CORPS

Allongé sur le sol, tes genoux sont fléchis, tes bras posés le long du corps. Si tu peux toucher tes talons, cela signifie que tu as la bonne distance entre tes talons et tes fesses. Tes pieds sont parallèles, écartés de la largeur du bassin. Pousse sur tes pieds pour lever tes fesses du sol. Rejoins tes mains dans le dos, sur le sol, et ramène tes omoplates l'une vers l'autre. Lève le menton pour dégager la gorge.

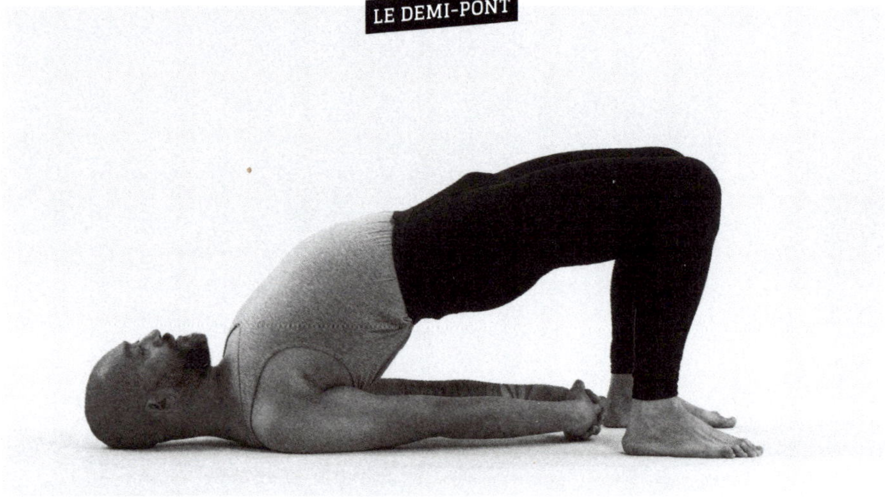

LE DEMI-PONT

FOCUS

- > Rapproche les omoplates l'une de l'autre pour permettre à tes hanches de s'élever.
- > Garde les genoux écartés de la largeur des hanches.
- > Imagine que la poussée est verticale.
- > Pour tenir la posture, tu peux placer une brique sous les fesses.

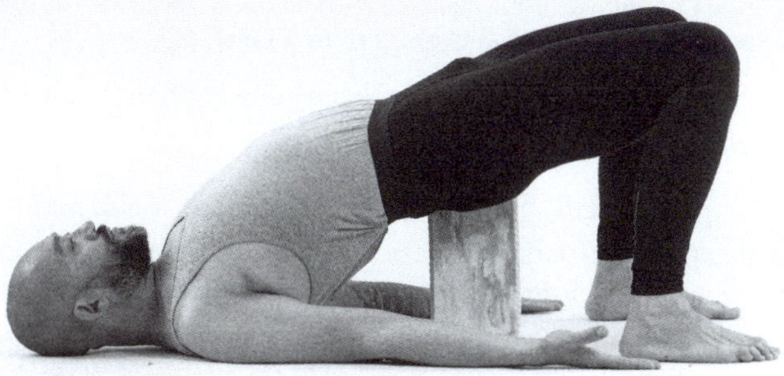

TÊTE

Aujourd'hui, petit exercice de respiration axé sur la rétention.

La rétention de la respiration (aussi appelée « rétention du souffle » ou plus simplement « apnée ») est un élément central dans les techniques respiratoires. Leur but est d'ailleurs d'accroître la durée de la rétention, moment suspendu où l'on ne respire plus.

Dans le yoga, on utilise le mot *kumbhaka*, de *kumbha*, « cruche, vase, petite jarre ». Les poumons et tout le corps sont en effet considérés comme un contenant que l'on peut remplir et vider. La rétention du souffle peut trouver sa place soit après l'inspiration, poumons pleins (on parle d'*antar kumbhaka*, *antar* signifiant « intérieur ») ou après l'expiration, poumons vides (on parle de *bahir kumbhaka*, *bahir* signifiant « extérieur »).

Pour mettre en pratique les rétentions, nous te proposons de réaliser deux salutations des Bons Hommes (on te les présente p. 173). Une première avec 1, 2 ou 3 temps de rétention poumons pleins après chaque inspiration et une seconde poumons vides après chaque expiration.

Qu'as-tu ressenti ? Cela t'apporte-t-il quelque chose ? **Note tes ressentis dans la partie Carnet p. 150**, et intègre un peu plus de rétention dans tes pratiques à venir.

CŒUR

Aie confiance en tes capacités pour avoir confiance dans les autres et dans la vie. C'est la condition pour te dépasser, te transformer et te libérer.

- Au début de ce programme, comment évaluais-tu ta confiance en toi ?
- Comment évaluais-tu ta confiance en les autres ?

Et aujourd'hui, quel est ton niveau de confiance en la vie, en ton intuition, en ton destin ? Peu importe le nom que tu lui donnes, il y a quelque chose de plus grand que toi. Le cycle de la nature est immuable et il continuera après toi. Fais-lui confiance !

Une fois que tu as terminé ta séquence du jour, mets-toi en position assise et prends quelques minutes pour observer tes sensations, ton ressenti physique et mental. Note-les dans la partie Carnet, p. 150.

JOUR 19

DÉPASSONS-NOUS

Aujourd'hui, découvrons ensemble le bon homme essoré, que l'on peut pratiquer allongé (*jathara parivartanasana*) ou assis (*ardha matsyendrasana*).

CORPS

En position allongée, bras croisés au-dessus de la tête ou le long du corps, amène tes genoux vers la poitrine, laisse-les tomber d'un côté et amène le regard de l'autre côté. Tiens la posture 1 à 3 minutes, puis fais la même chose de l'autre côté.

LE BON HOMME ESSORÉ (EN POSITION ALLONGÉE)

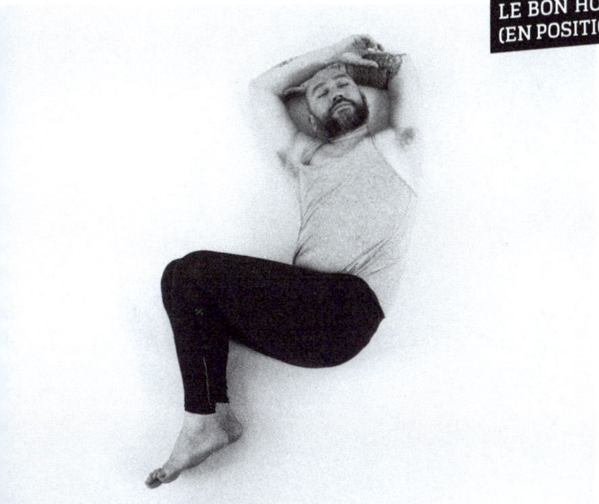

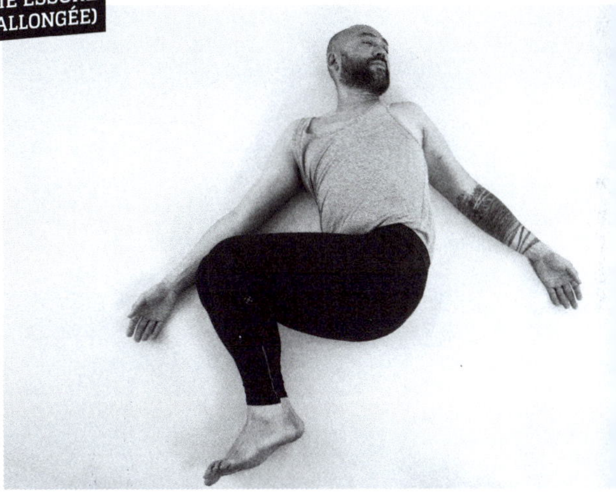

FOCUS

> Cherche le relâchement en étirant tes expirations.

> Si tes genoux ne touchent pas le sol, glisse un coussin en-dessous.

> Tu peux aussi garder une jambe tendue et poser le genou de la jambe opposée sur une brique.

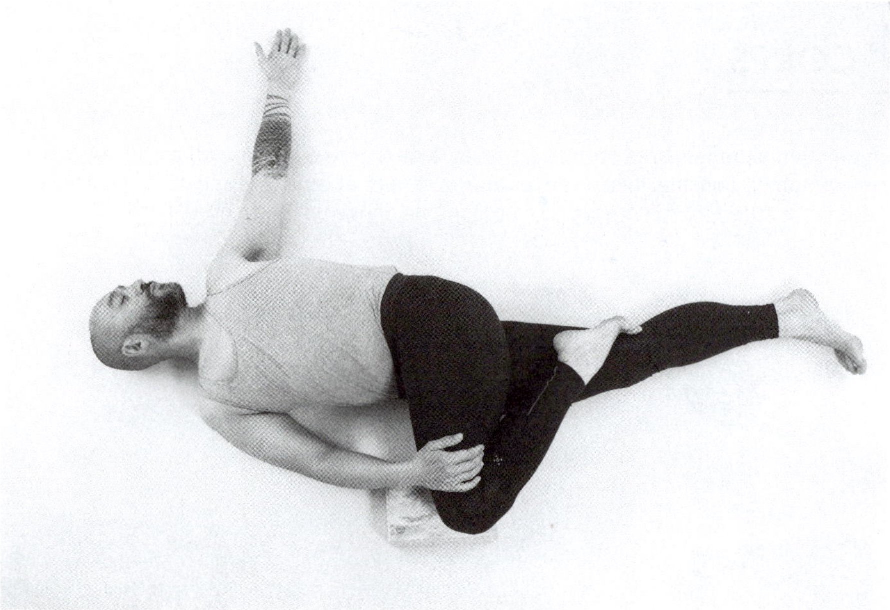

LA BULLE DES BONS HOMMES

Avec les deux genoux sur le côté, tu assouplis ton dos. Avec une jambe pliée et l'autre tendue, tu assouplis davantage les muscles fessiers.

En position assise, jambes tendues, amène le genou droit vers la poitrine, puis dépose ton pied droit à l'extérieur de ton genou gauche. Tourne le haut de ton corps du côté droit, prends appui sur l'extérieur de ton genou droit avec ta main gauche, dépose ta main droite derrière toi. Tiens la posture 1 à 3 minutes, puis fais la même chose de l'autre côté.

LE BON HOMME ESSORÉ (EN POSITION ASSISE)

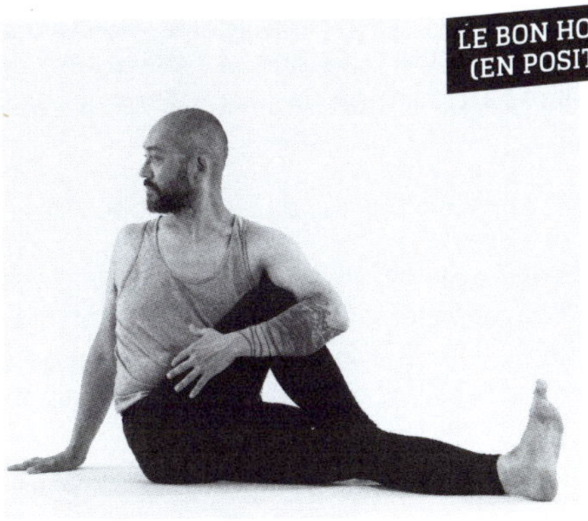

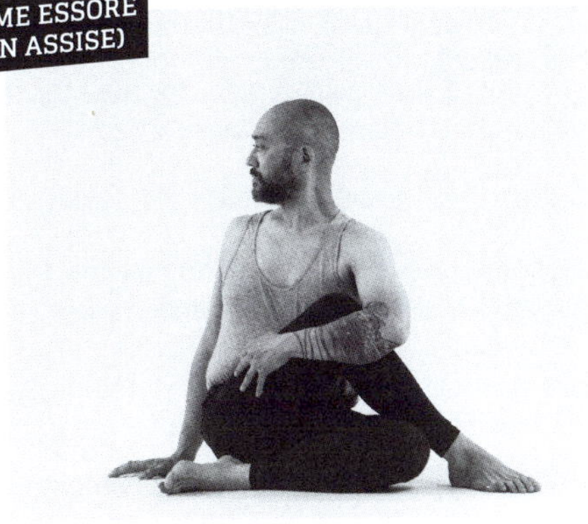

FOCUS

> Amène ton épaule vers le haut et l'arrière, puis fais la même chose avec l'autre.

> Grandis-toi sur l'inspire et fais le twist sur l'expire.

> Allonge tes expirations, afin de minimiser le volume d'air utilisé.

> Ne cherche pas à aller au-delà de tes limites.

> Tu peux faire ces postures les yeux fermés, afin de te retrouver à l'intérieur de toi.

LA BULLE DES BONS HOMMES

C'est peut-être inconfortable et angoissant pour toi de rester autant de temps dans la même position. Accepte l'inconfort, accepte de sortir de ta zone de confort, c'est la condition pour arriver à la transformation.

TÊTE

Nous l'avons vu lors des deux précédentes semaines : une bonne proprioception, c'est comme un trait d'union entre les muscles, les articulations et le système nerveux central qui va te permettre d'optimiser ta façon de te déplacer, d'améliorer tes postures quotidiennes, ta coordination, de savoir quand ton corps est bien positionné. Cela va ainsi te permettre de réduire les contraintes subies par tes articulations et tes muscles et donc de limiter les risques de blessures.

Aujourd'hui, essayons ensemble de développer ta proprioception dans cette posture.

Ta colonne vertébrale est composée de sept vertèbres cervicales formant le cou, de douze vertèbres dorsales formant le haut du dos, et de cinq vertèbres lombaires formant le bas du dos. À ton avis, lors de ces postures, lesquelles sont le plus en rotation ? Observe-toi dans un miroir (ou en photo) pour le confirmer et amène toute ton attention vers les zones qui « tournent » le moins.

CŒUR

Observe l'impact des pensées, des croyances et des émotions sur la santé humaine. Si nous changeons notre façon de vivre et de voir les choses, alors nous changeons les signaux reçus, qui ajustent le fonctionnement de nos cellules. Des pensées toxiques attirent des éléments toxiques, tandis que des pensées toniques attirent des éléments toniques.

Identifie tes croyances limitantes sur toi, sur les autres et sur le monde, celles qui te bloquent et t'empêchent d'avancer. Identifie-les et écris-les ici. Prends du temps pour comprendre d'où elles viennent : de ton éducation, de ton entourage, de tes certitudes ou de tes automatismes... La transformation, ce n'est pas magique, elle ne viendra pas sans toi, tu dois choisir de changer. Et donc te demander ce qui te bloque.

Une fois que tu as terminé ta séquence du jour, mets-toi en position assise et prends quelques minutes pour observer tes sensations, ton ressenti physique et mental. Note-les dans la partie Carnet, p. 150.

JOUR 20

TRANSFORMONS-NOUS

Aujourd'hui, on ajoute au *flow* la posture du monarque (*baddha konasana*).

CORPS

En position assise, mets tes plantes de pied en contact, les genoux écartés. Abandonne-toi vers l'avant, bras relâchés et paumes vers le ciel. Pose ta tête sur une brique.

LE MONARQUE

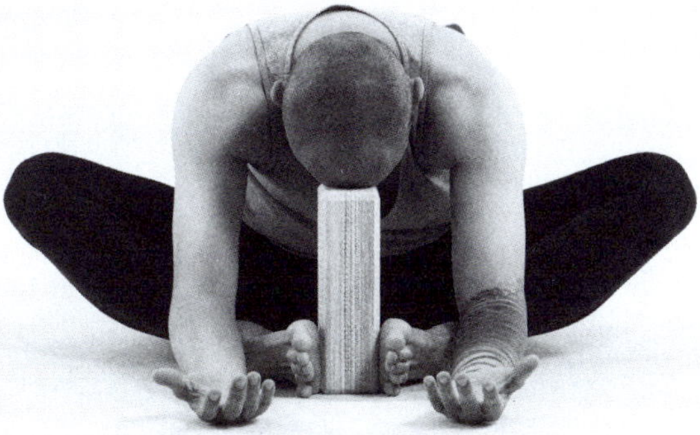

FOCUS

> Plus tes talons se rapprochent de toi, plus l'étirement sera intense.

> Reste dans cette position le plus longtemps possible, tu vas améliorer ta souplesse !

> Relâche tes muscles, ne résiste pas à la posture.

Contrairement aux idées reçues, les hommes n'ont pas moins d'amplitude d'ouverture des hanches que les femmes. C'est surtout lié au manque de travail de souplesse (c'est culturel donc !) et pas à une quelconque prédisposition. Ta limitation actuelle peut être améliorée, si tu travailles régulièrement ta souplesse.

LA BULLE DES BONS HOMMES

Cette posture n'est pas forcément très confortable pour toi, tu peux même ressentir quelques douleurs. Apprends à gérer ta respiration pour retrouver ton calme. Observe comment ta respiration peut t'aider à t'adapter et à te détendre.

TÊTE

Dans la position du monarque, les yeux fermés, observe ce que tu ressens : peut-être est-ce une sensation de repli ? Peut-être est-ce agréable ou angoissant ?

Alors sers-toi de ton imagination : imagine la pièce autour de toi. Tu es normalement dans un endroit familier, tu sais exactement où se trouve chaque objet autour de toi. Imagine la table, la chaise, le canapé... puis les murs, les fenêtres, les portes... le plafond... et finalement le sol. Et imagine-toi maintenant : sur le sol en position du monarque, comme si tu te regardais par au-dessus. Visualise chaque détail : tes vêtements, ta posture, le dessus de ta tête (où en est ta calvitie ?).

Tes sensations ont-elles changé ? Te sens-tu plus à l'aise ? Observe ta respiration. Est-elle calme ? Cette sensation de « fermeture » est-elle passée ?

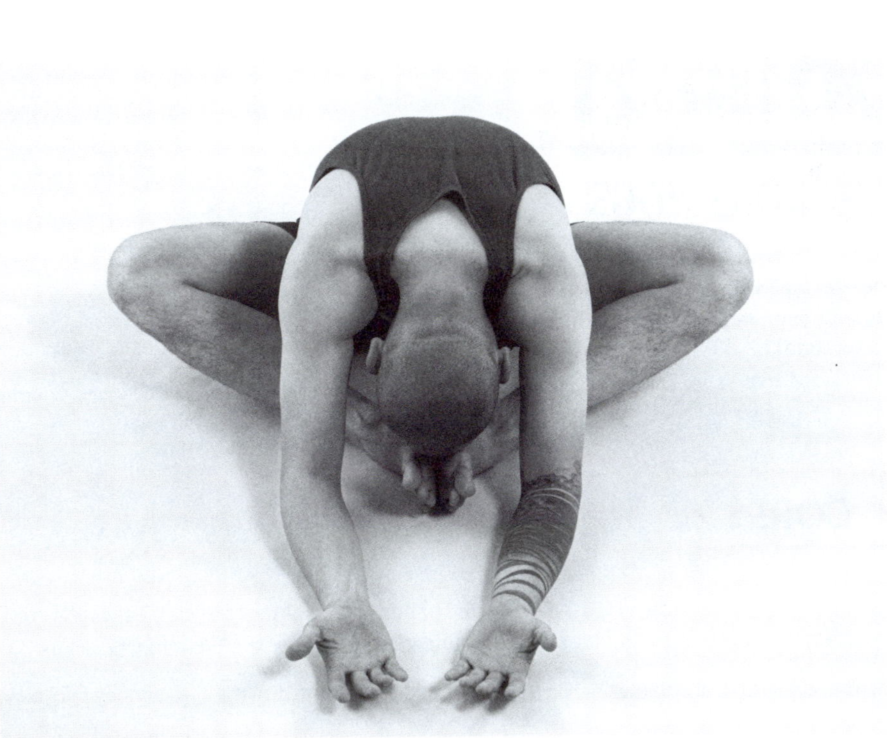

CŒUR

Tu es maintenant prêt à te transformer. As-tu cette sensation de légèreté, de curiosité et d'ouverture, comme si tu pouvais maintenant tout absorber sans barrières, sans limites, sans blocages ? Te sens-tu aligné ?

Ta transformation est invisible, c'est plus un état d'esprit. Et c'est le début d'un long chemin qui dure toute la vie.

Une fois que tu as terminé ta séquence du jour, mets-toi en position assise et prends quelques minutes pour observer tes sensations, ton ressenti physique et mental. Note-les dans la partie Carnet, p. 150.

JOUR 21

LIBÉRONS-NOUS

Dernier jour du programme : on finit en beauté avec le repos du bon homme (*savasana*).

CORPS

Allonge-toi sur le dos, bras le long du corps, paumes de main vers le ciel. Tes pieds sont écartés de la largeur du tapis, ton menton légèrement rentré vers la poitrine.

Si tu es seul, mets un minuteur… Un bon repos du bon homme doit durer 10 bonnes minutes.

Avec un peu d'habitude, ce moment d'immobilité deviendra comme une récompense et tu apprendras à apprécier enfin l'inaction dans un monde toujours plus rapide et instantané. Un moment rien qu'à toi…

LE REPOS DU BON HOMME

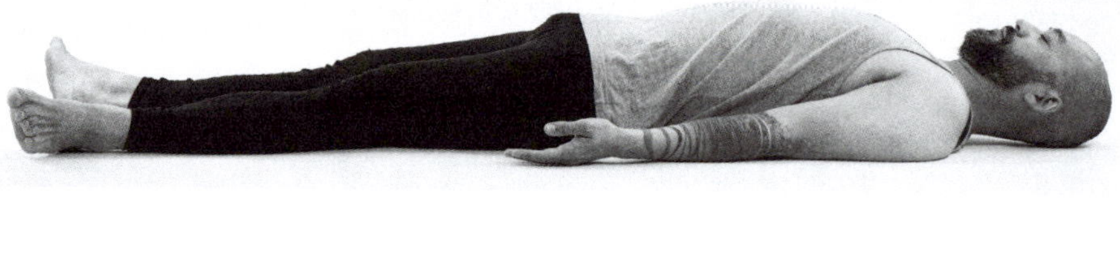

LA BULLE DES BONS HOMMES

On croit souvent que cette posture est le moment de faire la sieste, de se « laisser partir ». Au contraire, lors de cet exercice de relâchement, le mental observe chaque partie du corps dans une sorte de rotation de la conscience : cela demande de l'entraînement. Mais si au début tu t'endors, disons que tu en avais besoin...

Cette posture dite « du cadavre » est en réalité celle de la renaissance. On se laisse mourir pour renaître. C'est un réveil, un deuxième éveil, un éveil volontaire que tu as conditionné et construit à travers ta pratique.

TÊTE

Dans cette position, profites-en pour faire un « body scan » ou « balayage corporel ». Cet exercice est idéal pour te détendre et te reconnecter à toi-même.

- Commence par détendre tes mâchoires et produis un peu de salive dans ta bouche et déglutis.
- Prends une profonde inspiration et relâche l'air par la bouche.
- Détends les traits de ton visage, relâche ta langue et tes yeux.
- Essaie consciemment de détendre chaque partie de ton corps en commençant par le haut : ta gorge, tes épaules, tes bras, ton ventre, tes jambes et tes pieds.

CŒUR

Pour aller plus loin, maintenant que le programme est presque terminé, on peut te révéler un secret : le but ultime du yoga est de faire UN avec ce qui t'entoure. Alors, la prochaine fois que tu fais un repos du bon homme, le corps complètement relâché, immobile, essaie de contempler la petite voix dans ta tête... C'est ta conscience. Une énergie pure appartenant à tout ce qui est autour de toi.

Cette position d'abandon et de lâcher prise total t'oblige à écouter ce qui se passe à l'intérieur de toi, tout en étant conscient de ce qui se passe autour. C'est justement dans ces moments de repli que tu peux sentir ce que dit l'extérieur : c'est l'âme du yoga. C'est là que tu comprends que tu appartiens à l'univers. C'est le *turiya*, le quatrième état de conscience.

Tu n'es qu'une conscience, ton corps physique n'existe plus, tu fais partie de ce monde.

Mais cela peut prendre du temps... En attendant, les bons hommes te gardent en pleine forme pour vivre suffisamment vieux afin, un jour, d'avoir ce déclic... En comprenant que tu fais UN avec ce qui t'entoure, tu apprends à le respecter. En le respectant, tu apprends à TE respecter.

Une fois que tu as terminé ta séquence du jour, mets-toi en position assise et prends quelques minutes pour observer tes sensations, ton ressenti physique et mental. Note-les dans la partie Carnet, p. 150.

TON BILAN

DE FIN DE SEMAINE

Tu es arrivé à la fin de cette troisième semaine et de notre programme de 21 jours. Bravo ! C'est maintenant l'heure de faire un petit bilan général. Refais les trois tests que nous t'avions déjà proposés, et mesure tes avancées. **Note-les dans la partie Carnet, p. 150.**

- **Corps**. Mets-toi debout, penche-toi en avant et essaie de toucher tes pieds. Qu'arrives-tu à toucher ? Tes genoux, tes tibias, tes chevilles, le dessus de tes pieds, le sol ? As-tu fait des progrès par rapport au début de la semaine ?
- **Tête**. Comment te sens-tu aujourd'hui ? Détendu, calme, stressé, anxieux ? As-tu l'impression de réussir à faire de l'espace dans tes pensées ?
- **Cœur**. Après cette dernière semaine où tu t'es ouvert aux autres et à ton environnement, est-ce que tu as l'impression que ton rapport à tout ce qui t'entoure a changé ?

OM
Asato ma sad gamaya.

Conduis-nous
de l'irréel vers le réel.

Tamaso ma jyotir gamaya.

Conduis-nous
des ténèbres
vers la Lumière.

Mrtyor ma
amritam gamaya.

Conduis-nous de la mort
vers l'immortalité.

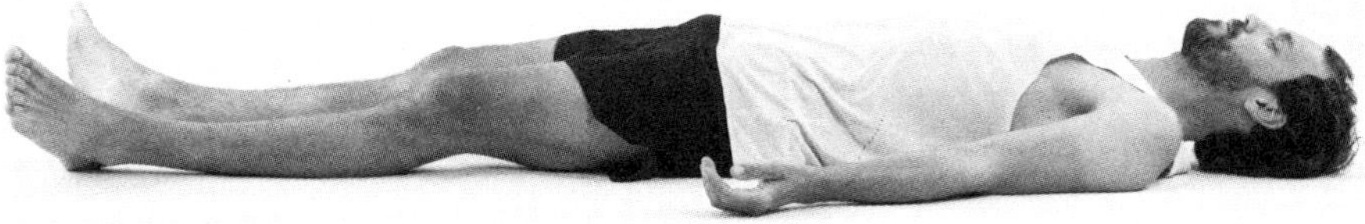

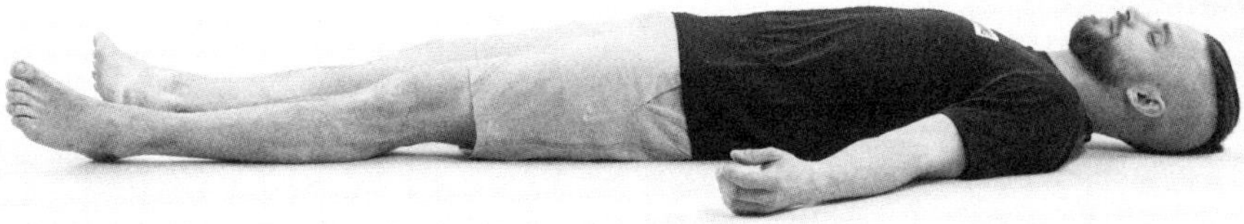

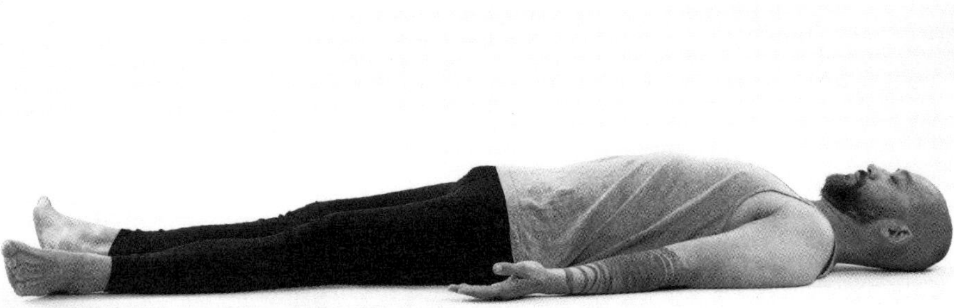

CARNET DE NOTES

Tu peux noter ici tes observations
et tes ressentis de la semaine.

Jour 15

....

....

....

....

Jour 16

....

....

....

....

Jour 17

....

....

....

....

Jour 18

....

....

....

....

Jour 19

....

....

....

....

Jour 20

....

....

....

....

Jour 21

....

....

....

....

Bilan de fin de semaine

....

....

....

....

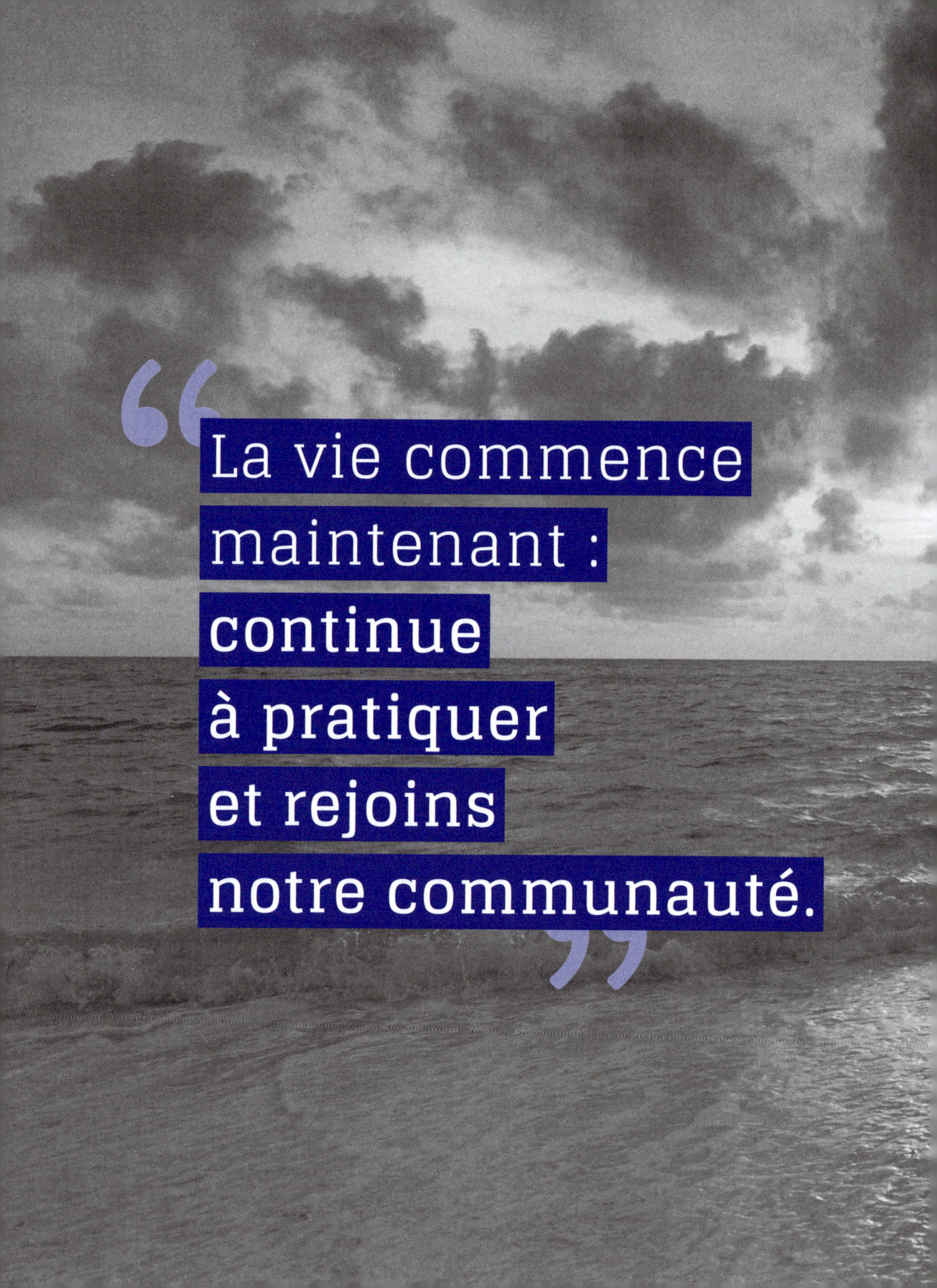
“La vie commence
maintenant :
continue
à pratiquer
et rejoins
notre communauté.”

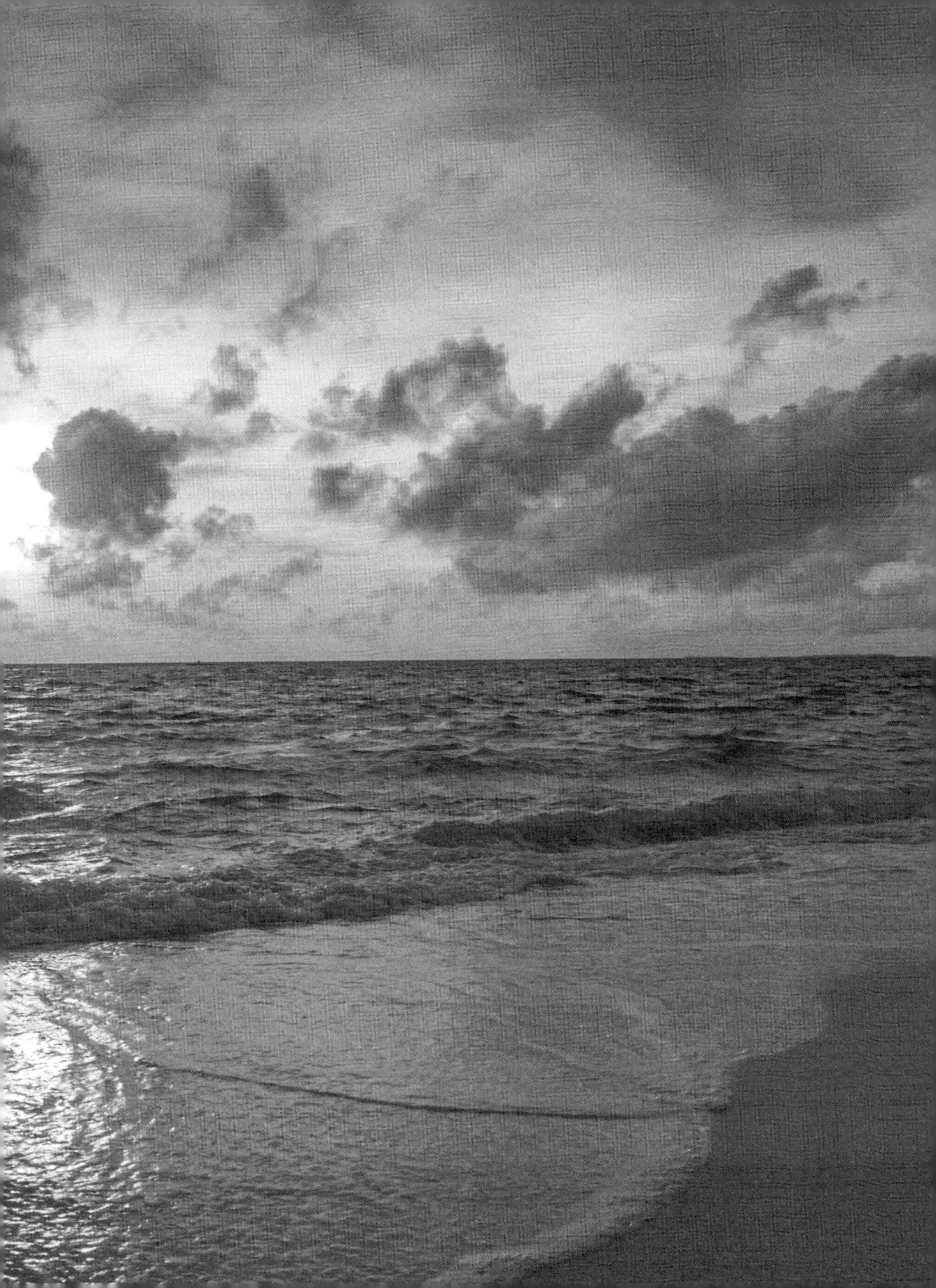

SÉQUENCES SUR MESURE

N'OUBLIE QUE TU AS DEUX CÔTÉS : PENSE À FAIRE LES SÉQUENCES À DROITE PUIS À GAUCHE !

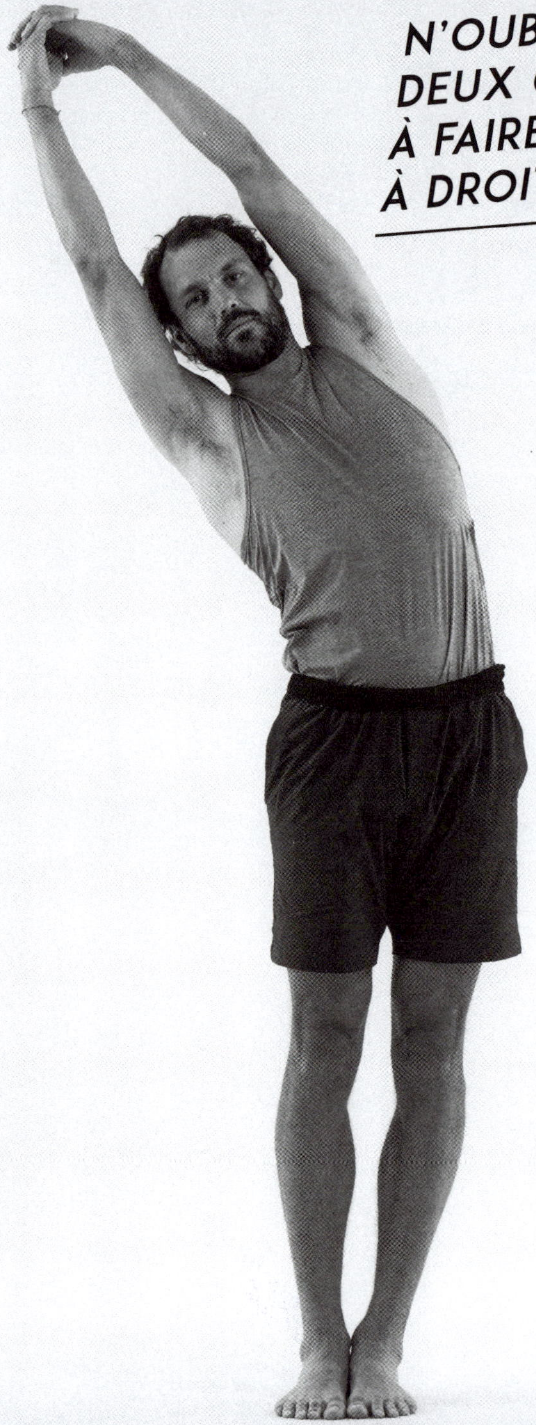

LA SÉQUENCE « MAL DE DOS CHRONIQUE »

Réalisation : entre 20 et 25 minutes.

Cette séquence est faite pour toi si tu souffres régulièrement du dos. La plupart de nos maux de dos sont en effet chroniques, liés à l'inactivité physique et à la sédentarité croissante dans notre monde moderne. Or, la colonne vertébrale est essentielle à la vie. C'est elle qui nous soutient dans nos activités, et c'est elle aussi qui protège l'axe nerveux. Il faut en prendre le plus grand soin !

La pratique du yoga en pleine conscience permet, au fil des jours, de rendre ta colonne vertébrale plus mobile et plus forte, deux paramètres contradictoires mais complémentaires. Cette séquence que nous te proposons est faite pour casser l'inactivité de ta journée : pratique-la en fin de journée ou en cours de journée si tu en as la possibilité.

Elle est conçue pour faire travailler les trois grandes zones de ta colonne (les cervicales, les thoraciques et les lombaires) et ses trois grands axes (la flexion, l'inclinaison et la rotation). Elle repose aussi sur l'alternance de postures *yang*, actives, debout, et de postures *yin*, passives, au sol.

LA BULLE DES BONS HOMMES

Pense toujours, dans chaque posture, à t'auto-grandir. Imagine que tu veux créer de la place dans le bas de ton dos, de l'espace entre tes vertèbres. Avec le temps, on a en effet tendance à se tasser, ce qui a des conséquences négatives sur les disques intervertébraux, qui sont en quelque sorte les amortisseurs de tes vertèbres. Pour se défaire de la gravité, une seule solution : faire des mouvements inverses, donc en extension. Une fois que tu as compris cela, tu vas naturellement te tourner vers les postures qui te font du bien.

LES POSTURES

1. LA SALUTATION AU SOLEIL A ET LA SALUTATION AU SOLEIL B

Réalise-les en en mode *slow*, avec une très lente inspiration et en tenant 30 secondes par posture.

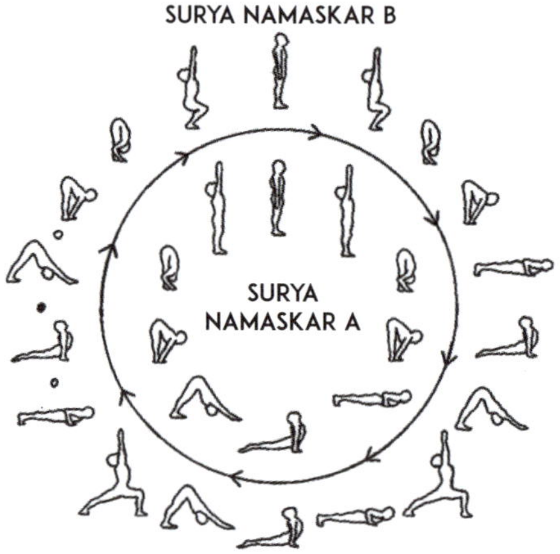

2. LE GÉOMÈTRE (*UTTHITA TRIKONASANA*)

Depuis la position du **surfeur**, tends ta jambe avant, étire ton bras de devant vers l'avant en laissant ta hanche à l'arrière monter. Puis bascule le bras avant vers le bas et place l'autre bras derrière le dos, main sur la fesse.

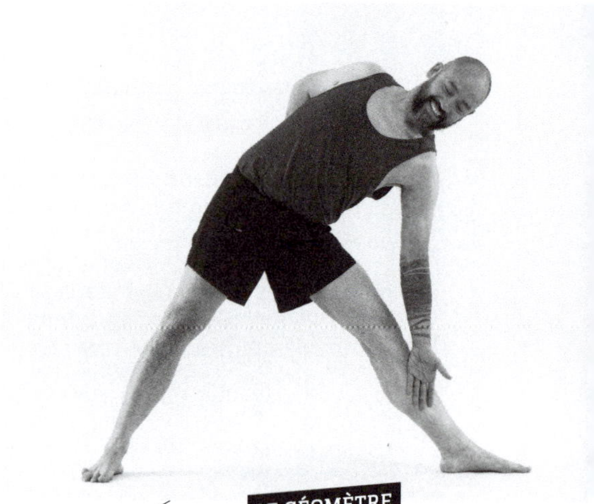

LE GÉOMÈTRE

3. LA DEMI-LUNE (*ARDHA CHANDRÂSANA*)

En position debout, jambes croisées, tends les bras au-dessus de la tête et croise les doigts. Fais une flexion à droite, reviens au centre, puis fais une flexion à gauche, tout en conservant les genoux et le bassin souples.

LA DEMI-LUNE

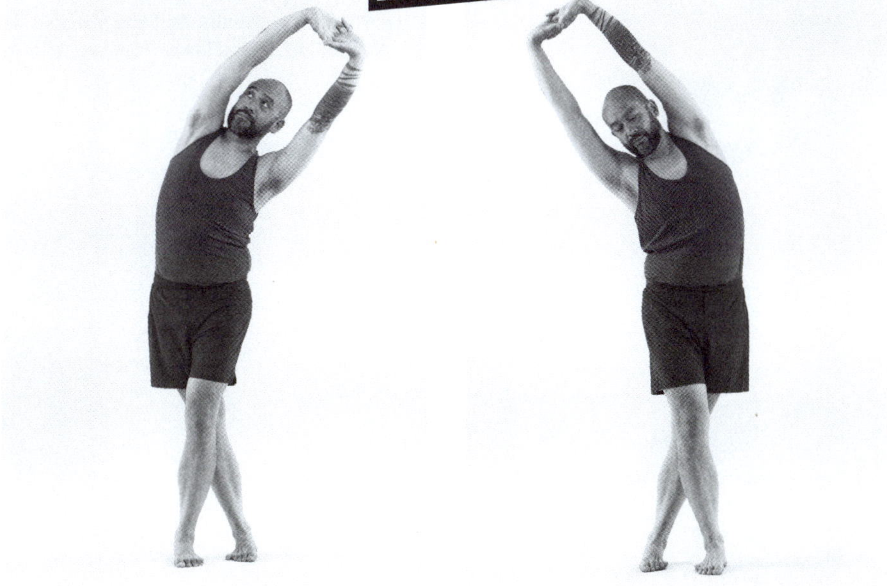

4. LE BON HOMME ESSORÉ ASSIS (*ARDHA MATSYENDRASANA*)

Assis, jambes tendues, amène le genou droit vers la poitrine, puis dépose ton pied droit à l'extérieur de ton genou gauche. Tourne le haut de ton corps du côté droit, prends appui sur l'extérieur de ton genou droit avec ta main gauche, dépose ta main droite derrière toi. Tiens la posture 1 à 3 minutes, puis fais la même chose de l'autre côté.

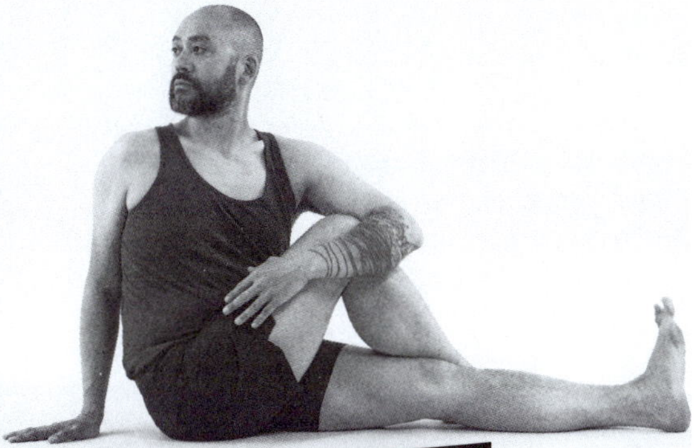

LE BON HOMME ESSORÉ ASSIS

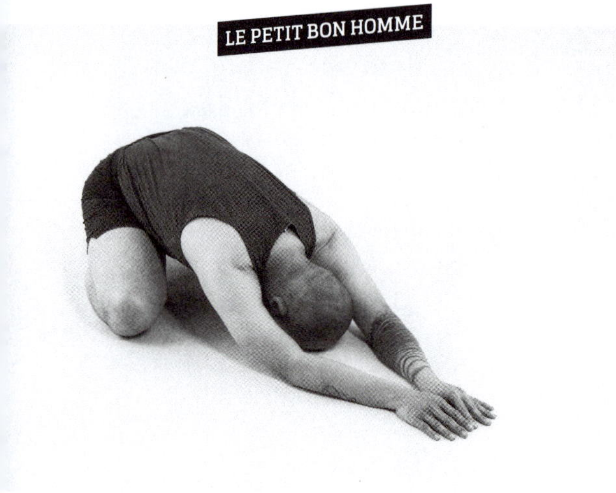

5. LE PETIT BON HOMME (*BALASANA*)

Assis sur tes tibias, les doigts de pieds fléchis ou les cous-de-pied posés à plat, viens poser ton front sur le sol. Les bras peuvent être étirés vers l'avant ou vers l'arrière. Tu peux aussi poser tes fesses sur une brique.

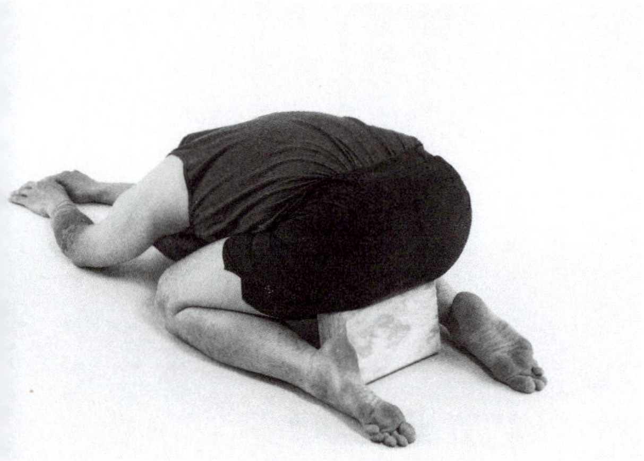

Découvre la séquence « Mal de dos chronique » en vidéo.

Si ta douleur est supportable et que tu peux faire des mouvements physiques, cette séquence est faite pour toi. Teste aussi la séquence spéciale « stress » (voir page suivante), car le stress est une cause majeure des maux de dos ! Il est important que tu apprennes à identifier l'origine de tes douleurs.

Si en revanche la douleur t'empêche de faire le moindre mouvement, pratique plutôt la séquence basée sur les respirations, la concentration et *le yoga nidra* (voir p. 176).

LA SÉQUENCE « STRESS »

Réalisation : entre 5 et 20 minutes.

Ah le stress ! C'est véritablement LE mal de l'homme moderne. Mais ce n'est pas une fatalité, et le yoga, grâce aux pratiques de respiration et de relaxation, peut t'aider à t'en débarrasser, ou tout du moins à mieux le gérer.

> « *Quoi d'étonnant que des millions de civilisés vivent avec l'impression déprimante d'avoir "perdu les pédales" et qu'une tâche insurmontable, qu'ils se sentent incapables de mener à bien, leur est imposée, sans pouvoir s'y soustraire. La chimie moderne, avec ses tranquillisants, ses pilules du bonheur, leur accorde un répit fallacieux mais, à longue échéance, le remède est pire que le al car il n'extirpe pas les causes de cette nervosité, de cette anxiété, mais se contente d'en inhiber les manifestations. Il existe cependant deux remèdes, à la fois préventifs et curatifs : la respiration contrôlée et la relaxation, cette ernière étant l'antidote le plus direct de la nervosité et de la tension.* »
>
> (André Van Lysebeth, *J'apprends le yoga*, Flammarion).

Et toi ? Comment vas-tu vraiment aujourd'hui ? Prends le temps de revenir à toi-même, de t'interroger et d'être à ton écoute. Car c'est cela aussi le yoga...

Cette séquence repose sur un enchaînement de postures au sol. La pratique est lente et les postures tenues longtemps (entre 1 et 4 minutes). On s'écoute respirer, on est dans le relâchement et l'introspection. Dans chaque posture, cherche à te désengager : relâche les traits de ton visage, relâche tes doigts, tes poignets, tes coudes, tes épaules, ta mâchoire... Relâche chaque partie de ton corps et oublie la notion de performance. Apprécie l'immobilité, le ralentissement. Ne fais rien. Une séquence idéale le soir avant de te coucher.

LES POSTURES

1. LE PETIT BON HOMME (*BALASANA*)

Assis sur tes tibias, les doigts de pieds fléchis ou les cous-de-pied posés à plat, viens poser ton front sur le sol. Les bras peuvent être étirés vers l'avant ou vers l'arrière. Tu peux poser tes fesses sur une brique.

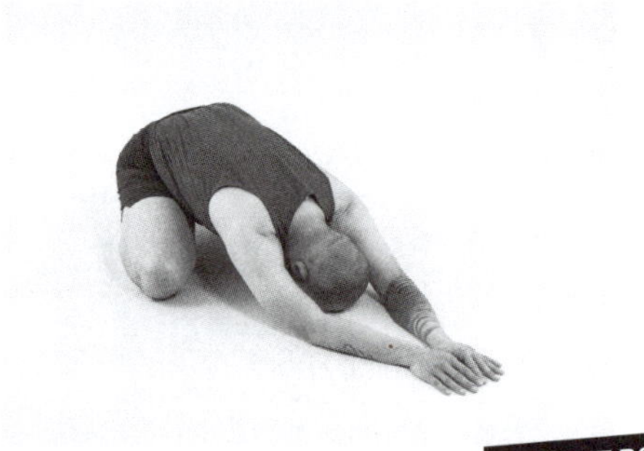

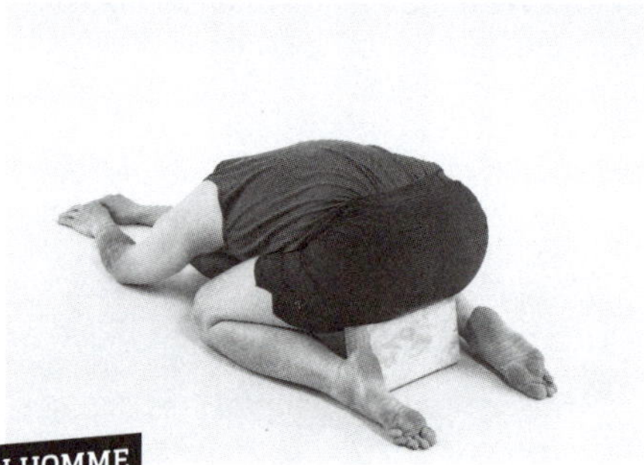

LE PETIT BON HOMME

2. LA PINCE (*PASCHIMOTTANASANA*)

Assieds-toi et tends tes jambes, mains sur le sol, paumes vers le ciel. Oriente ton ventre vers tes cuisses et avance tes bras loin devant toi jusqu'à attraper l'extérieur de tes pieds.

LA PINCE

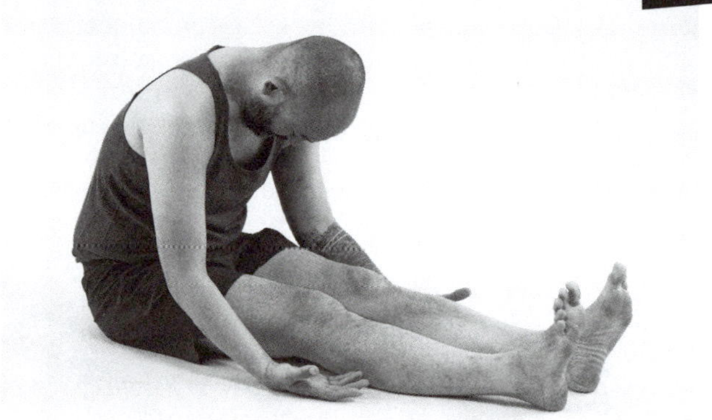

3. LE MONARQUE (*BADDHA KONASANA*)

En position assise, mets tes plantes de pied en contact, les genoux écartés. Abandonne-toi vers l'avant, bras relâchés et paumes vers le ciel.

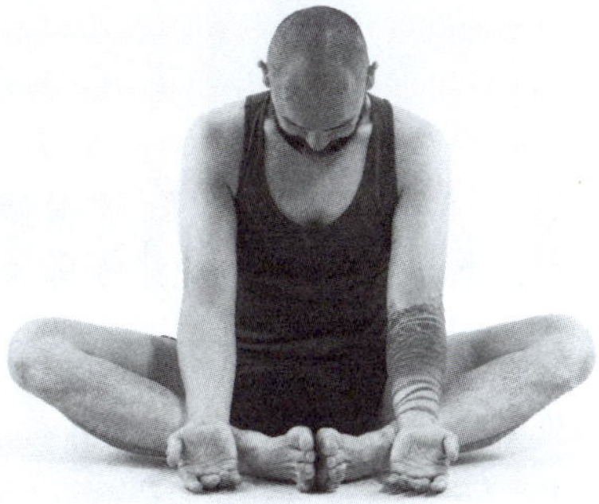

LE MONARQUE

4. LE BON HOMME ESSORÉ ASSIS (*ARDHA MATSYENDRASANA*)

Assis, jambes tendues, amène le genou droit vers la poitrine, puis dépose ton pied droit à l'extérieur de ton genou gauche. Tourne le haut de ton corps du côté droit, prends appui sur l'extérieur de ton genou droit avec ta main gauche, dépose ta main droite derrière toi. Tiens la posture 1 à 3 minutes, puis fais la même chose de l'autre côté.

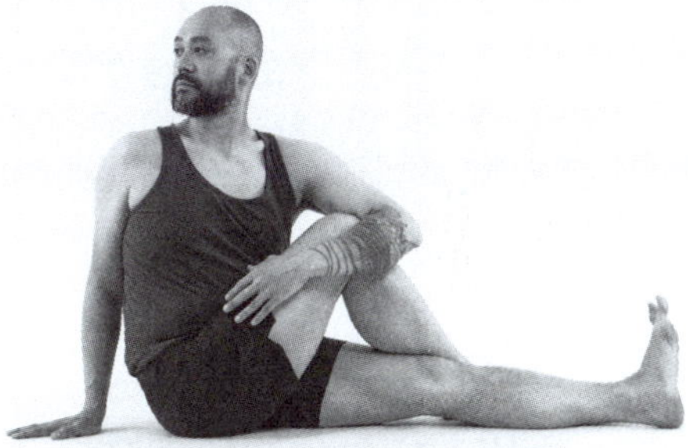

LE BON HOMME ESSORÉ ASSIS

5. FINIS PAR UNE POSTURE ASSISE

Tu peux voir des exemples page 60. Cette posture te permet de faire un moment d'introspection.

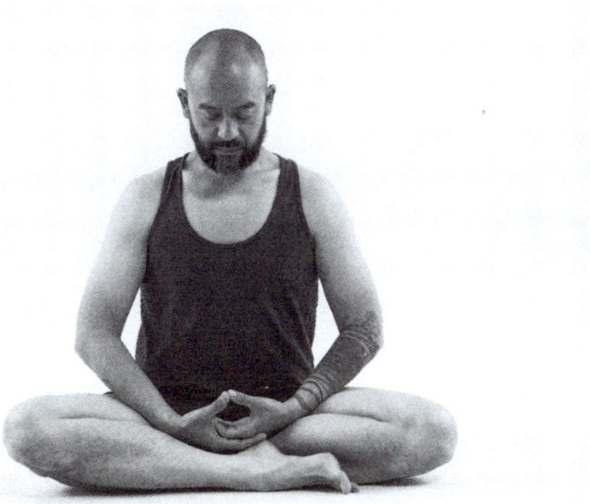

Découvre la séquence « Stress » en vidéo

LA SÉQUENCE « FORCE/VITALITÉ »

Réalisation : 10 à 15 minutes.

Avoir un corps tonique, avec des muscles bien développés et une armature forte fait partie des qualités physiques naturelles du bon homme. Dans l'esprit du yoga, il ne s'agit pas de soulever des poids et d'être dans la performance. Au contraire, on est dans l'idée de développer sa force tranquille, de renforcer ses muscles et son armature de manière intelligente, afin qu'ils te soient utiles pour ta santé et ta vie de tous les jours. Il s'agit de réapprendre à bouger en utilisant le moins de force et d'énergie possible.

Cette séquence est basée sur des postures debout que l'on t'invite à tenir longtemps afin de permettre le renforcement musculaire. Fais deux fois la séquence. La première fois, tiens 1 minute par posture en te concentrant bien sur tes alignements. La deuxième fois, tiens 30 secondes en allant directement dans la posture.

LES POSTURES

1. LA PLANCHE HAUTE

Depuis la position fesses en l'air, enroule le dos pour venir en planche. En restant en appui sur tes deux mains, aligne tout ton corps, de la tête aux talons.

LA PLANCHE HAUTE

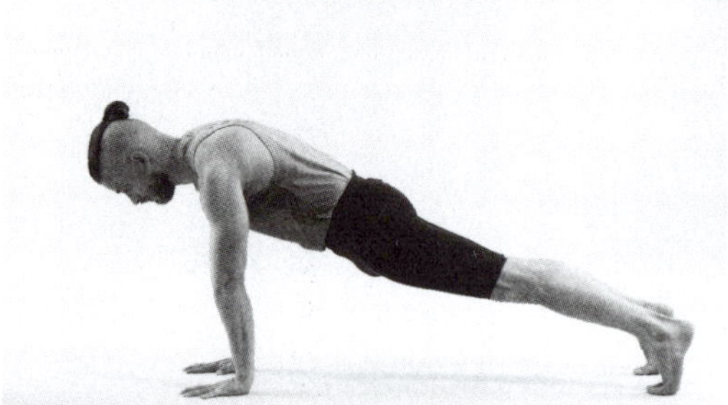

2. LA CHAISE

Pieds joints, plie les genoux comme si tu voulais t'asseoir sur une chaise imaginaire. Lève les bras vers l'avant et vers le haut, paumes face à face, regard devant toi, en veillant à garder le dos bien droit. Garde la position pendant deux ou trois cycles de respiration.

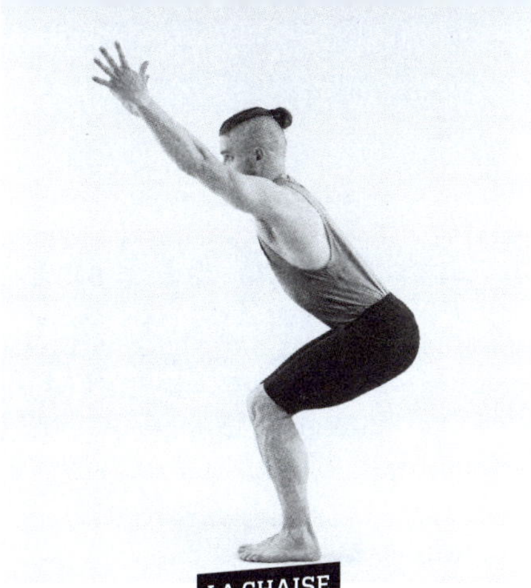

LA CHAISE

3. LE BON GUERRIER

Inspire et fais un grand pas pour poser ton pied droit entre les mains. Repose ton talon gauche au sol en ouvrant ton pied à 45 degrés vers l'extérieur. Fléchis ton genou avant à 90 degrés (le genou et la cheville sont alignés) et tends bien ton genou arrière. Quand tes appuis au sol sont solides, inspire, relève-toi en tendant tes bras face à toi, les paumes se font face à face, le regard est vers l'horizon, les épaules et le bassin sont tournés vers l'avant.

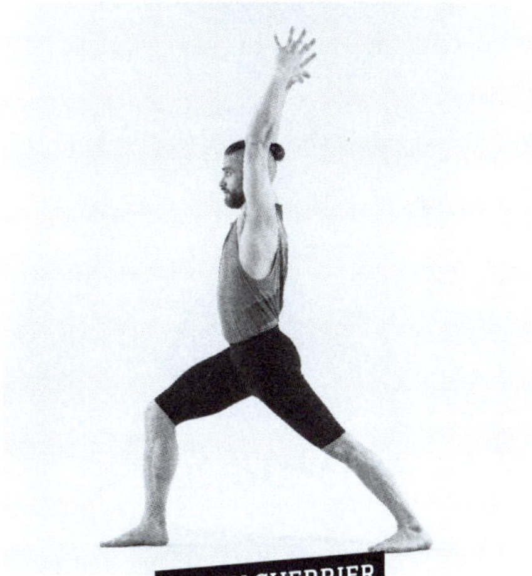

LE BON GUERRIER

4. LE SURFEUR

Les jambes toujours en fente, vérifie que ton pied arrière est perpendiculaire au tapis, et que ton pied avant est parallèle. Fléchis la jambe avant à 90 degrés. Allonge les bras parallèles au tapis, en gardant le torse bien droit et aligné au-dessus du bassin.

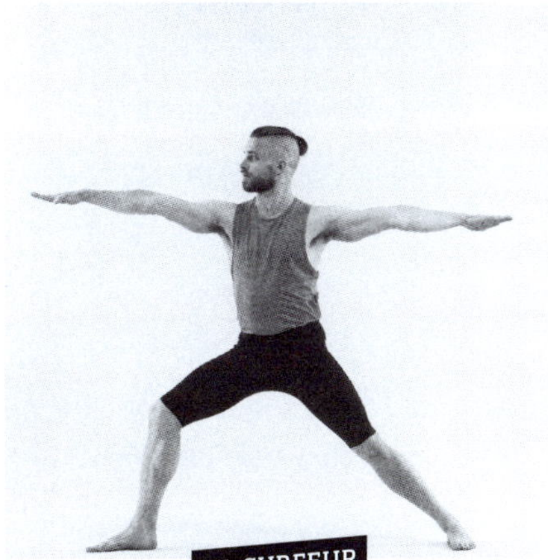

LE SURFEUR

5. LE BON ANGLE

Garde les hanches parallèles au tapis, appuie le coude sur le genou avant. Monte le bras arrière vers le haut, biceps au contact de l'oreille.

6. LE BON HOMME ENRACINÉ

En position debout, pose la plante du pied contre la jambe opposée, hanche ouverte et ramène les deux mains, l'une contre l'autre, au niveau de la poitrine.

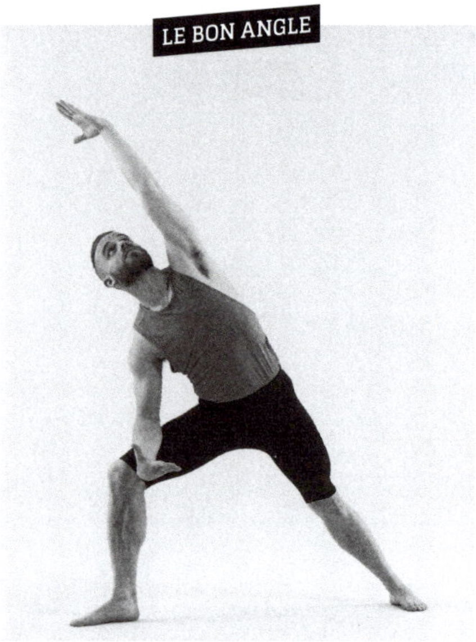

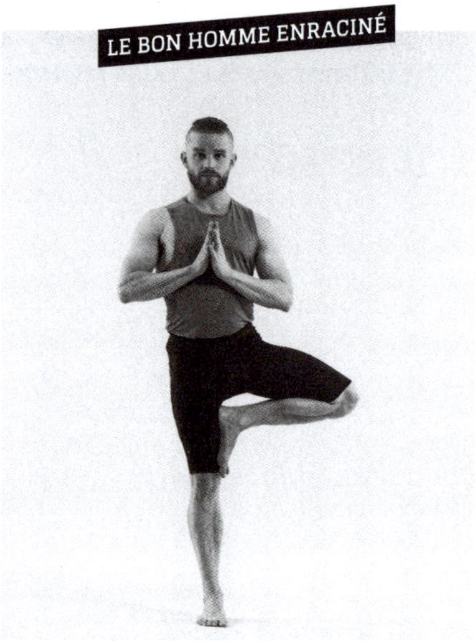

Découvre la séquence « Force/vitalité » en vidéo

LA SÉQUENCE « TOUCHE (ENFIN) TES PIEDS ! »

Réalisation : entre 2 minutes 30 et 15 minutes.

La souplesse est complémentaire de la force. C'est aussi le secret de la jeunesse, tout le contraire de la rigidité, associée au vieillissement. La souplesse réside dans les trois qualités du muscle : le tonus, la contraction et le relâchement (et non dans l'étirement, contrairement aux idées reçues : ne confonds pas yoga et stretching !). Pour développer ta souplesse, il te faut passer par ces trois étapes.

Cette séquence repose sur l'élongation des muscles décontractés/relâchés. Pendant toute cette séquence, n'oublie pas de pratiquer des respirations profondes. Plus tu oxygènes tes cellules musculaires, et plus tu leur permets de se relâcher. Allonge tes expirations, tout en prenant conscience de tes sensations d'étirement. Reste dans chaque posture entre 30 secondes et 3 minutes selon ton envie et ton ressenti.

LES POSTURES

1. TOUCHE TES PIEDS (*UTTANASANA*)

Descends tes mains progressivement et en gardant les bras tendus, penche-toi vers l'avant, le dos droit jusqu'à ce que les mains touchent le sol. N'hésite pas à plier légèrement les genoux ; si tu n'es pas souple, c'est même conseillé. En option, si c'est vraiment impossible pour toi, utilise des briques pour poser tes mains.

TOUCHE TES PIEDS

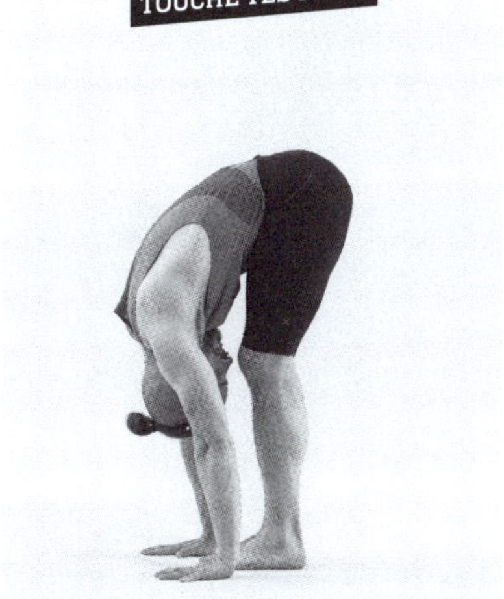

2. LE GYMNASTE (*ARDHA HANUMANASANA*)

Départ à quatre pattes, tends ta jambe droite devant, ramène les orteils vers ton visage, pose les mains au sol bras tendus sous les épaules (n'hésite pas à utiliser des briques). Garde le dos droit, regarde droit devant toi. Fais la même chose de l'autre côté.

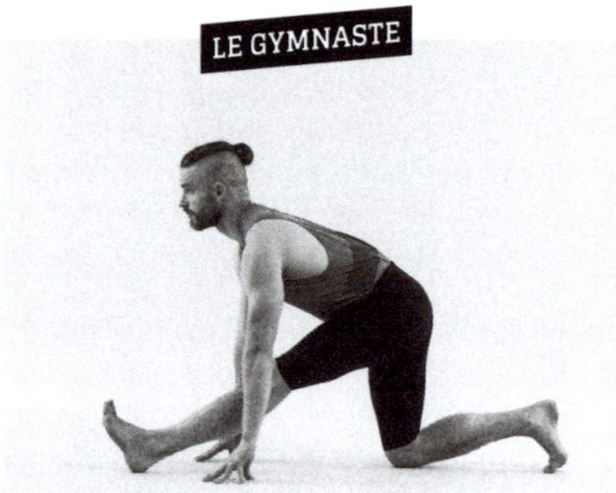

4. LE MONARQUE (*BADDHA KONASANA*)

En position assise, mets tes plantes de pied en contact, les genoux s'écartent. Abandonne-toi vers l'avant, bras relâchés et paumes vers le ciel.

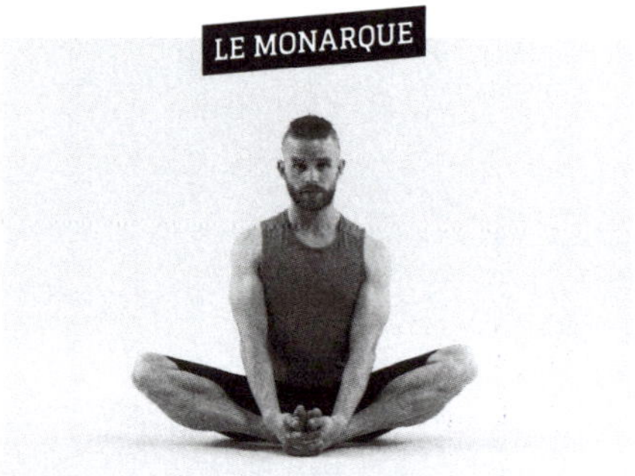

3. LA PINCE (*PASCHIMOTTANASANA*)

Assieds-toi et tends tes jambes, mains sur le sol. Oriente ton ventre vers tes cuisses et avance tes bras loin devant toi jusqu'à attraper l'extérieur de tes pieds.

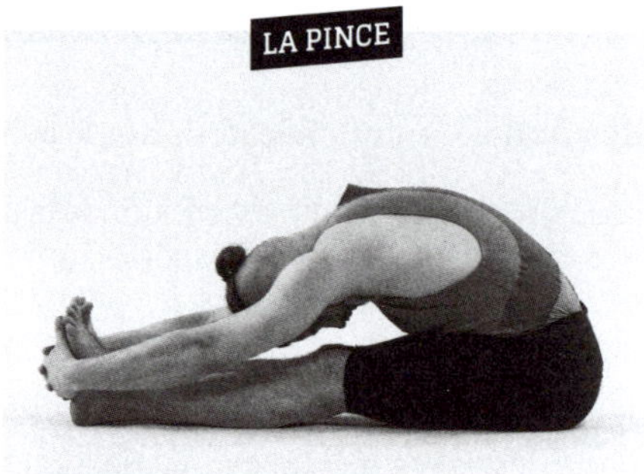

Retrouve la séquence « Touche (enfin) tes pieds ! » en vidéo.

LA SÉQUENCE « ÉQUILIBRE »

Réalisation : 10 minutes.

Cette séquence te permet de développer ta proprioception, c'est-à-dire la perception consciente ou inconsciente de ton corps dans l'espace. En yoga, on la travaille grâce à des exercices avec les yeux ouverts ou fermés. Nous t'encourageons à pratiquer le plus régulièrement possible en fermant les yeux quitte à perdre l'équilibre. C'est normal. Plus tu t'entraînes, plus tu vas développer la proprioception. Ce n'est pas inné.

LES POSTURES

1. LA SALUTATION AU SOLEIL A

Commence cette séquence par une salutation du soleil A, les yeux fermés. Pour renforcer l'exercice, tu peux aussi la pratiquer en mettant les pieds sur deux blocs posés au sol (toujours les yeux fermés).

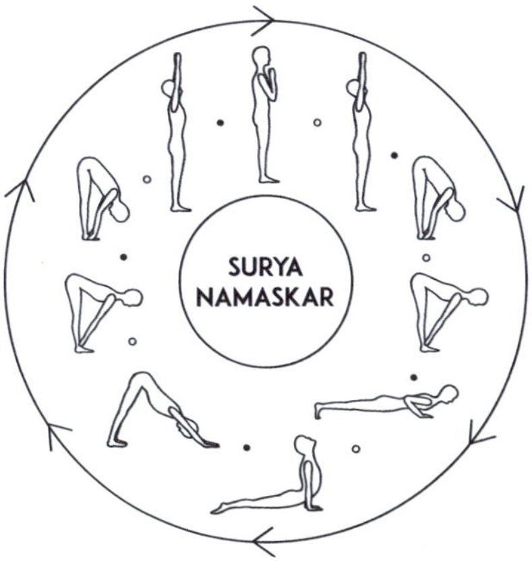

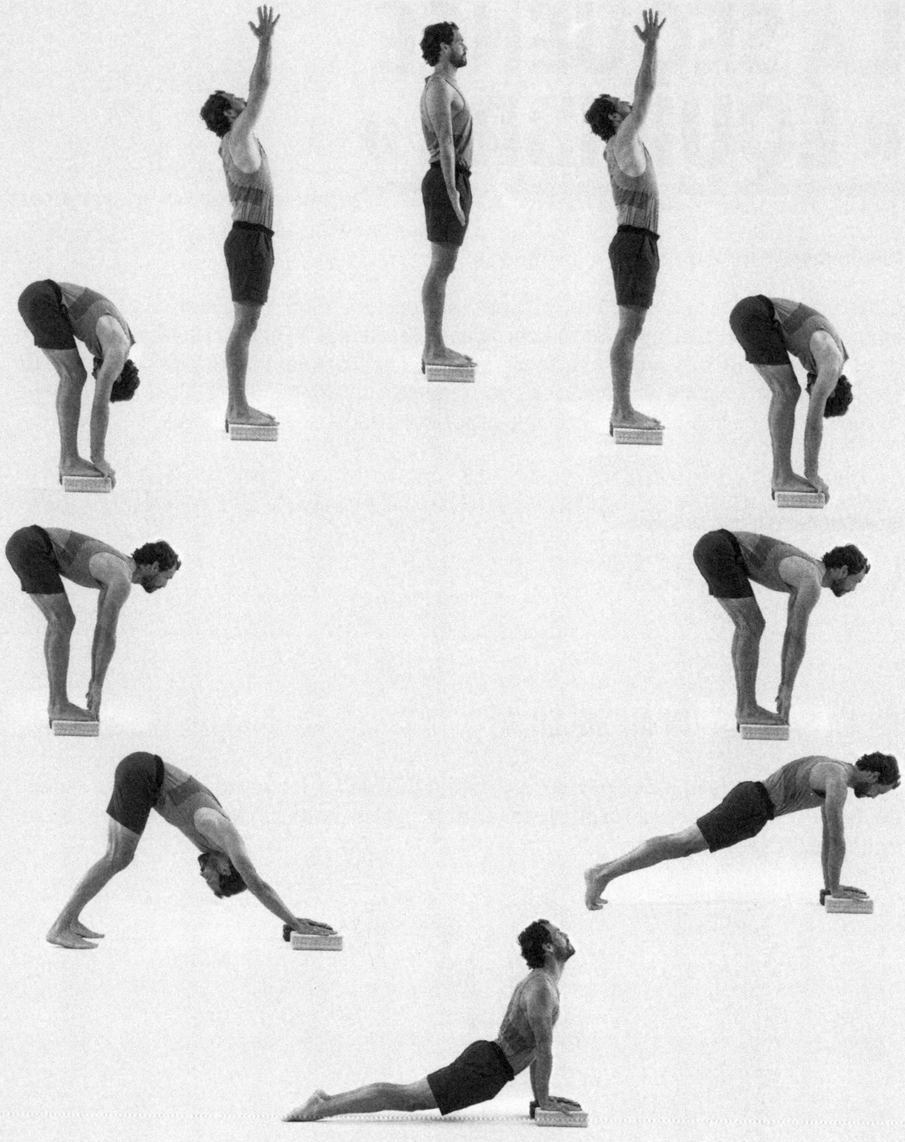

Découvre la séquence
« Équilibre » en vidéo.

2. LE TRIPODE

Debout en posture du bon homme, concentre ton attention sur trois points de ton pied droit (un point au niveau du talon, et deux points à l'avant, à la base des orteils, à l'intérieur et à l'extérieur du pied). Pose tout le poids de ton corps au croisement de ces trois points. Décolle l'autre pied, puis lève le genou.

Installe-toi en posture de l'arbre. Si tu es toujours en équilibre, inspire, écarte les bras, ramène-les au-dessus de la tête, paumes face à face. Lève le regard vers les mains, puis vers l'arrière pendant trois respirations, puis ramène les bras devant et repose le pied.

Répète l'exercice avec l'autre jambe.

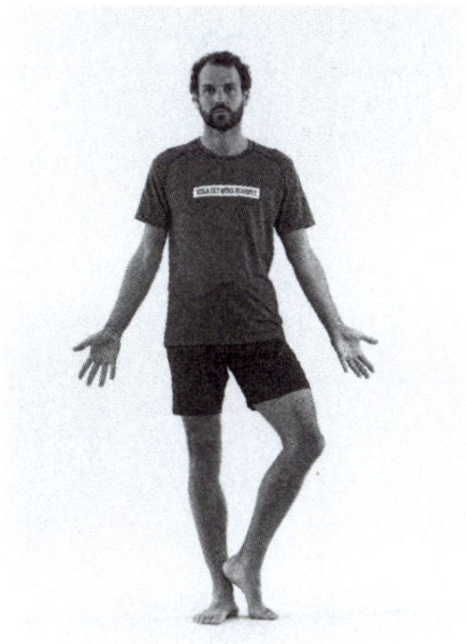

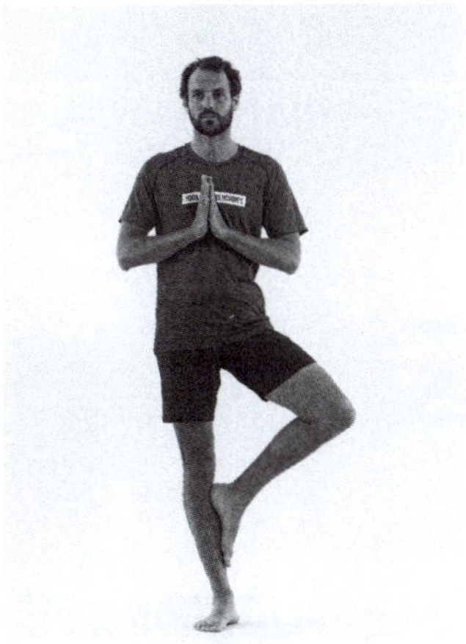

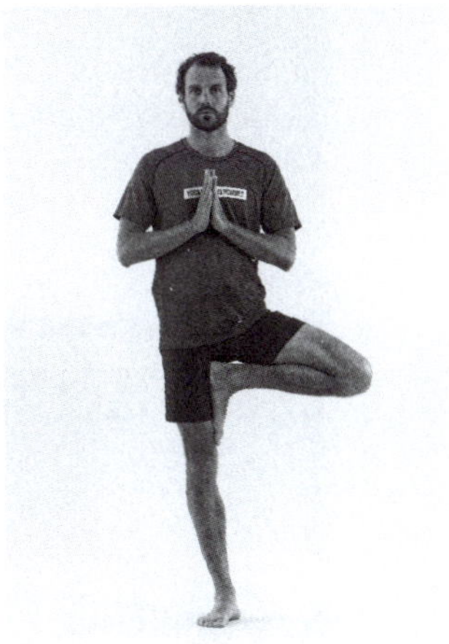

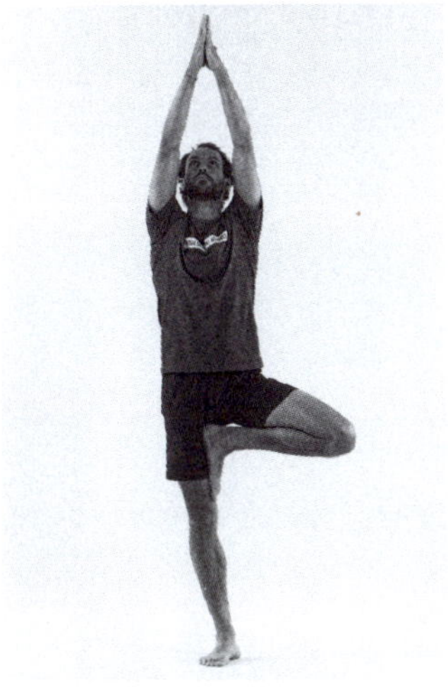

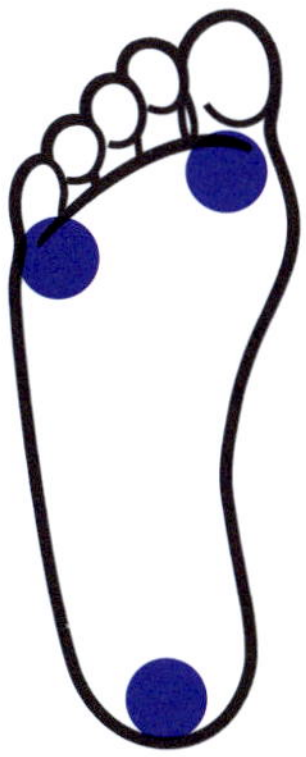

LA SÉQUENCE « ÉVEIL MATINAL »

Réalisation : 30 à 45 minutes.

Cette séquence a pour objectif, comme son nom l'indique, d'éveiller ton corps et ton esprit. Grâce à des postures debout et courtes, elle va te permettre de déverrouiller le bas de ton dos, de stimuler la mobilité de ta colonne et le réveil de ton esprit. On est en plein dans l'énergie *yang* qui est celle de l'éveil et du soleil !

LES POSTURES

1. COMMENCE PAR UNE SALUTATION A PUIS UNE SALUTATION B

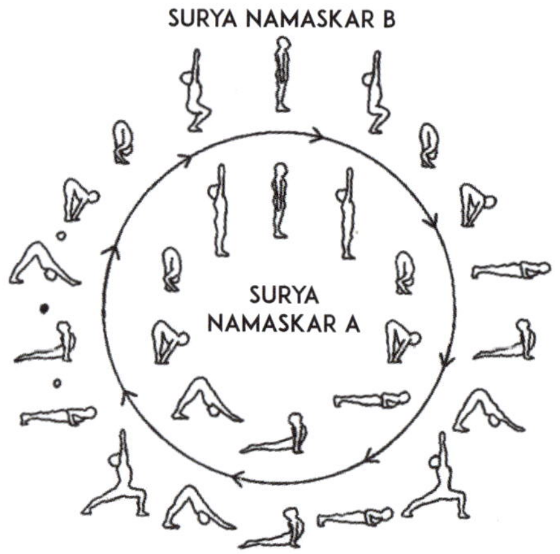

2. PUIS ENCHAÎNE AVEC LA SALUTATION DES BONS HOMMES

1. **Le bon homme.** En position debout, le dos bien droit, les pieds parallèles de la largeur des hanches, grandis-toi au maximum et respire tranquillement. Monte les épaules vers le haut, l'arrière puis le bas pour ouvrir la cage thoracique. Les bras le long du corps, tourne les paumes vers le ciel.

LE BON HOMME

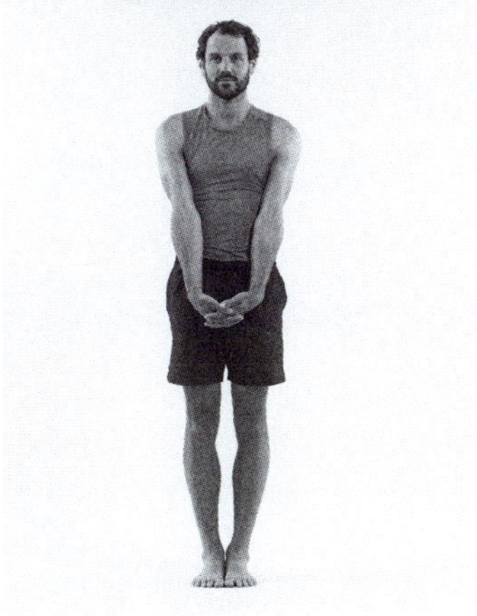

2. **La demi-lune.** Place-toi à l'arrière du tapis, en position debout. Tends les bras au-dessus de la tête, inspire et croise les doigts. Fais une flexion à droite, reviens au centre, puis fais une flexion à gauche, tout en conservant les genoux et le bassin souples.

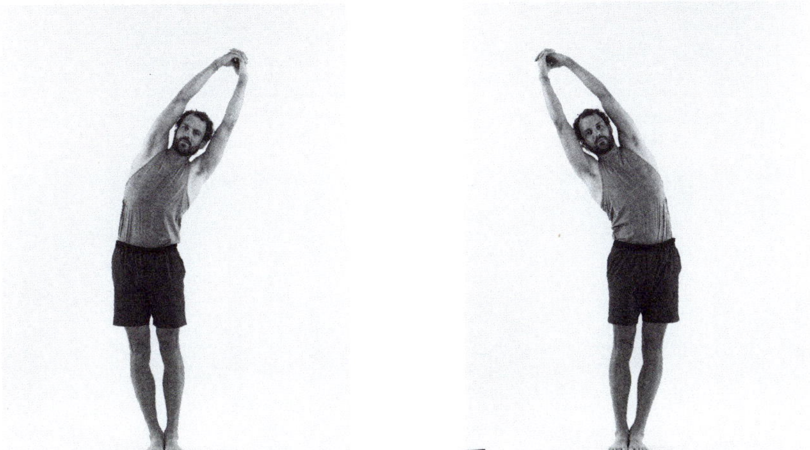

LA DEMI-LUNE

3. **Touche tes pieds** (*uttanasana*). Descends tes mains progressivement et en gardant les bras tendus, penche-toi vers l'avant, le dos droit jusqu'à ce que les mains touchent le sol. Plie les genoux autant que nécessaire.

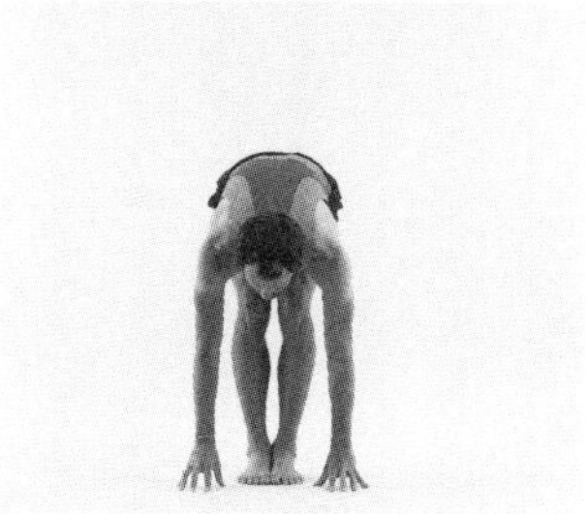

4. **Yogi squat.** Plie les genoux pour ramener tes fesses vers tes talons. Lève tes bras parallèles au sol.

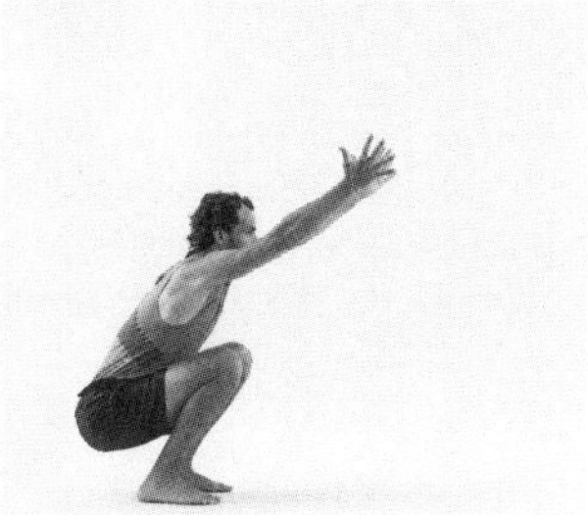

5. **Le bébé corbeau.** Pose tes mains au sol et monte sur tes demi-pointes. Transfère ton poids vers l'avant, tes épaules placées au-devant de tes poignets.

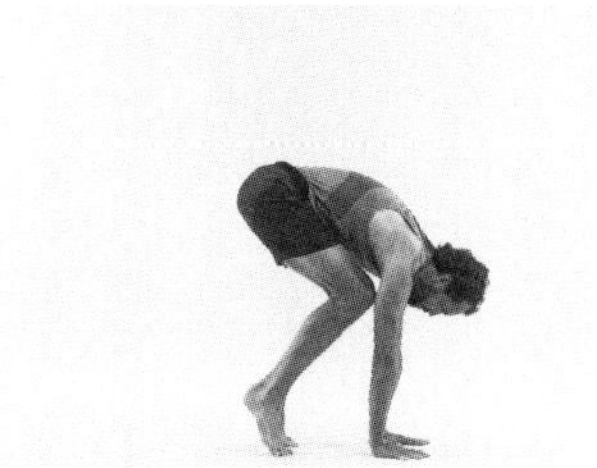

6. **La planche.** Déplace tes mains vers l'avant du tapis pour te retrouver en planche.

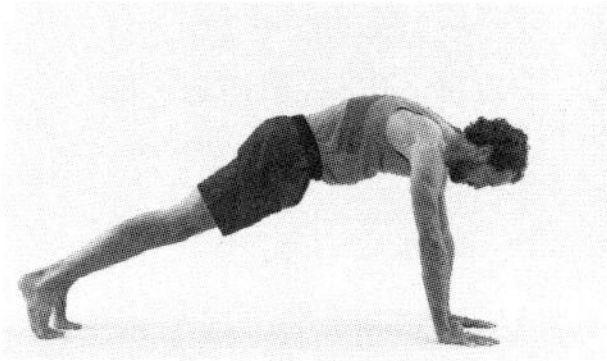

7. **Tête en l'air.** Laisse ton bassin descendre vers le sol en gardant les épaules vers l'arrière, pieds sur les demi-pointes en engageant les cuisses pour contrôler la descente : inutile d'aller trop bas, préserve ton dos.

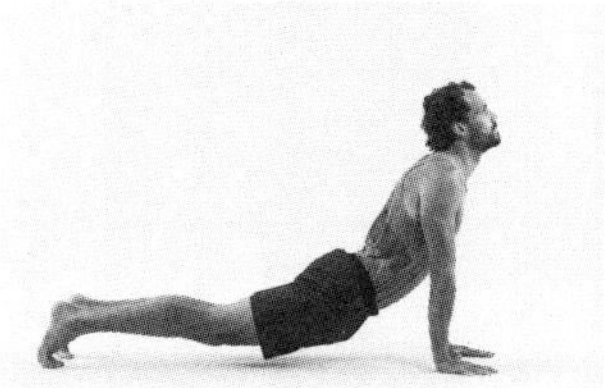

8. **Fesses en l'air.** En gardant tes mains et tes pieds au sol, pousse sur tes bras et mobilise tes abdos pour soulever ton bassin et tes fesses afin de réaliser un V à l'envers (ou un triangle). Tes mains sont écartées de la largeur des épaules, posées à plat sur le sol, et tes bras sont tendus. Tes pieds sont écartés de la largeur des hanches (même un peu plus si cela est plus confortable pour toi). Ton dos est plat, ton regard tourné vers le sol

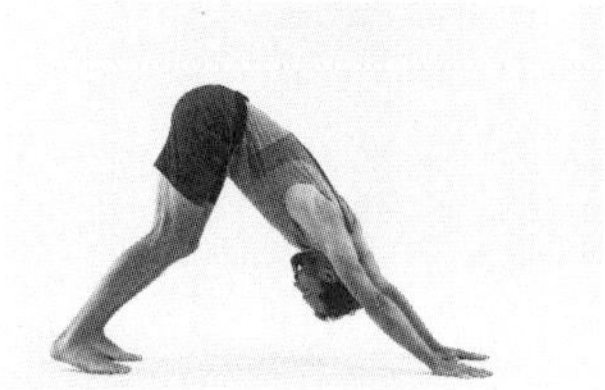

9. **Marche avec tes mains** jusqu'à tes pieds, fléchis tes jambes, et ramène tes mains jusqu'à tes pieds.

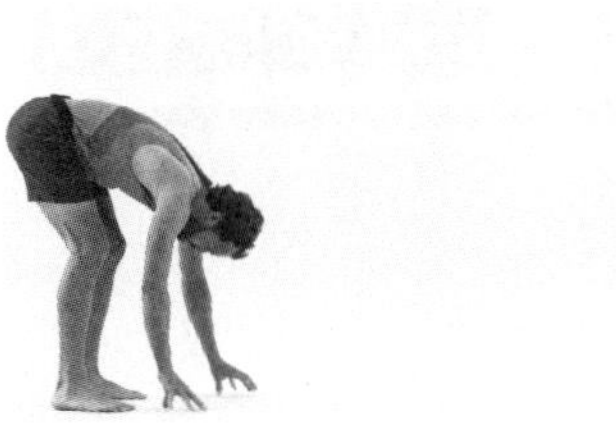

10. **Yogi squat.** Plie les genoux pour ramener tes fesses vers tes talons. Lève tes bras parallèles au sol.

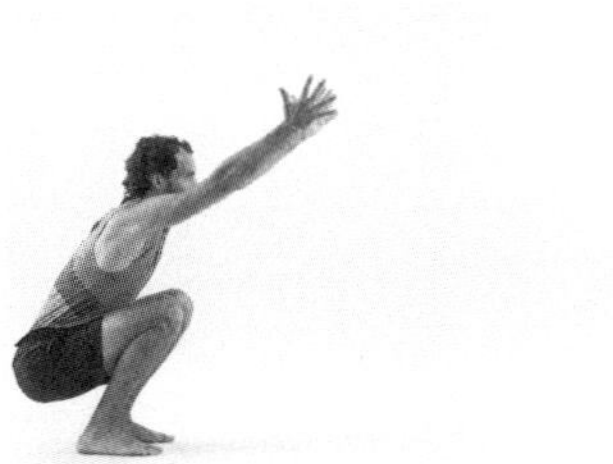

11. **La chaise.** Tends les jambes pour venir en position chaise, genoux fléchis.

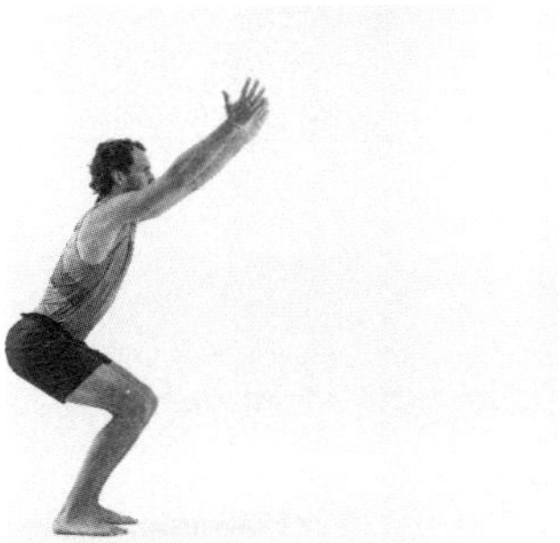

12. **Le bon homme.** Reviens en position initiale et grandis-toi au maximum.

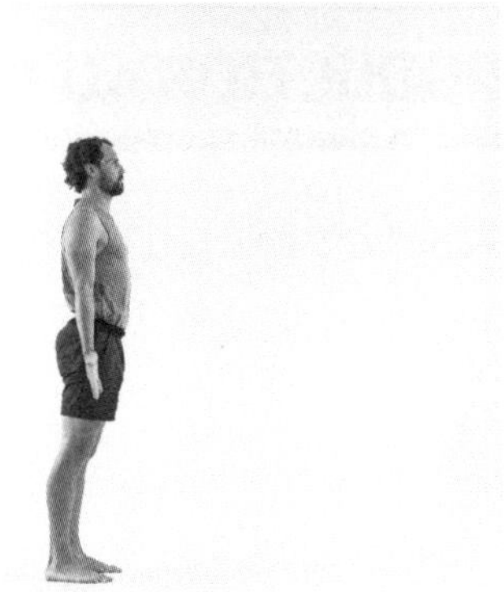

Finis ta séquence par une méditation.

Découvre la salutation des Bons Hommes en vidéo.

LA SÉQUENCE DU SOIR :

INTRODUCTION AU *NIDRA* (YOGA DU SOMMEIL)

Réalisation : 25 à 30 minutes.

Allonge-toi en *savasana* (voir p. 144), prévois un casque pour écouter ce *nidra* et laisse Fred t'accompagner grâce à ce QR code.

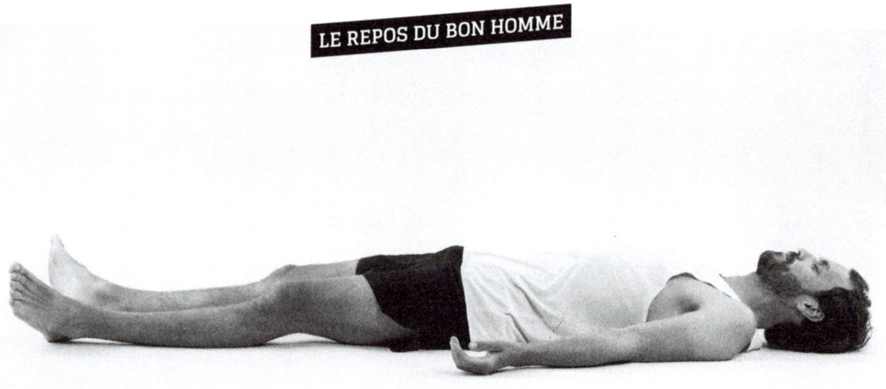

LE *NIDRA* DES BONS HOMMES

Coupe ton portable et tout ce qui pourrait te distraire.

Allonge-toi confortablement, bras le long du corps, paumes de mains vers le ciel.

Tu peux te couvrir d'une couverture, mettre ta tête sur un coussin. L'idée, c'est d'être confortable : la température de ton corps va baisser et tu vas rester allongé presque 30 minutes : autant te mettre bien !

Le *yoga nidra* est une pratique de semi-conscience, pendant laquelle on recrée ses rêves. On l'appelle aussi « le yoga du sommeil ».

- Commence par te détendre en déposant ton corps sur le sol, sans effort.
- Respire librement.
- Prends une grande respiration et expire par la bouche.
- On peut commencer...

Tout commence par une intention : quelle intention vas-tu poser sur cette pratique ? Il s'agit d'affirmer une volonté, un souhait que tu veux pour toi-même, et que tu vas exprimer au présent :

- Je suis plus calme
- Je suis présent
- Je suis apaisé
- Je suis en accord avec moi-même
- Parfois la première idée est la bonne.
- Tu peux le répéter trois fois dans ta tête en silence.
- Respire.

Regarde maintenant au-delà de tes paupières. Que vois-tu ? Sans doute des lumières, des formes, des couleurs... Comme un écran de cinéma. Laisse-toi faire et observe. Si tu te détends suffisamment, les images vont devenir plus précises, ton inconscient va te parler. Nous avons déjà pratiqué des exercices de visualisation et de repères dans l'espace en utilisant ce que l'on entend. A toi de les mettre en pratique.

Ramène ton attention sur l'air au bout du nez.

Essaie de respirer avec ton ventre. En sentant ton ventre qui se soulève à l'inspiration.

Essaie maintenant de consciemment sentir :

- Chaque partie de ton visage : ton menton, tes lèvres, tes dents, ta langue, tes joues, tes yeux, ton front et tes oreilles.
- Chaque partie de tes bras, l'un après l'autre en partant de ton épaule : ton coude, tes mains et chacun de tes doigts...
- Chaque partie de ton buste en partant de la gorge : ton ventre, ton bassin...
- Chaque partie de tes jambes, l'une après l'autre, en partant des cuisses, les genoux, les mollets, les talons.
- Et chaque partie de tes pieds, chacun de tes orteils.

Le dernier sens qui reste en éveil avant de t'endormir, c'est l'ouïe. Un vieux reste du temps où il fallait faire attention pendant le sommeil. Mais là, tu es en sécurité, tranquille.

Une fois que tu as cette sensation d'appartenance à ce qui t'entoure et d'abandon sur le sol, fais travailler ton imagination. Que s'est-il passé 10 minutes avant le début de ta pratique ? Essaie de revivre mentalement et physiquement ce qu'il s'est passé. Comment t'es-tu installé ? Ressens les sensations en te revoyant t'installer sur le sol. Revois chaque détail.

Puis reviens une heure avant, comme si tu vivais une scène de cinéma. À qui as-tu parlé ? De quoi as-tu parlé ? Qui as-tu vu ? Où t'es-tu assis ?

Puis remonte un peu plus dans le temps… Jusqu'à l'heure de ton réveil, en revivant les détails, les odeurs, tes paroles, tes sensations. Ce que tu as mangé et bu… Quel goût tout cela avait-il ? As-tu pris du plaisir ? Avec qui as-tu mangé ? De quoi avez-vous parlé ? T'es-tu déplacé pour venir ? Comment ? En transports en commun ? En voiture ?

Sans jugement, sans trop réfléchir… En essayant de ressentir… Tout en restant éveillé…

Rappelle-toi ton intention et répète-la encore trois fois en silence.

À la fin, reviens doucement à toi en observant ce qu'il y a autour de toi, la pièce dans laquelle tu es, et ton poids sur le sol puis ta respiration. Bouge lentement, apprécie cette sensation de calme. Tu peux toujours revenir dans cet état. Cela ne tient qu'à toi. Il faut juste que tu le désires.

Cette pratique est maintenant terminée.

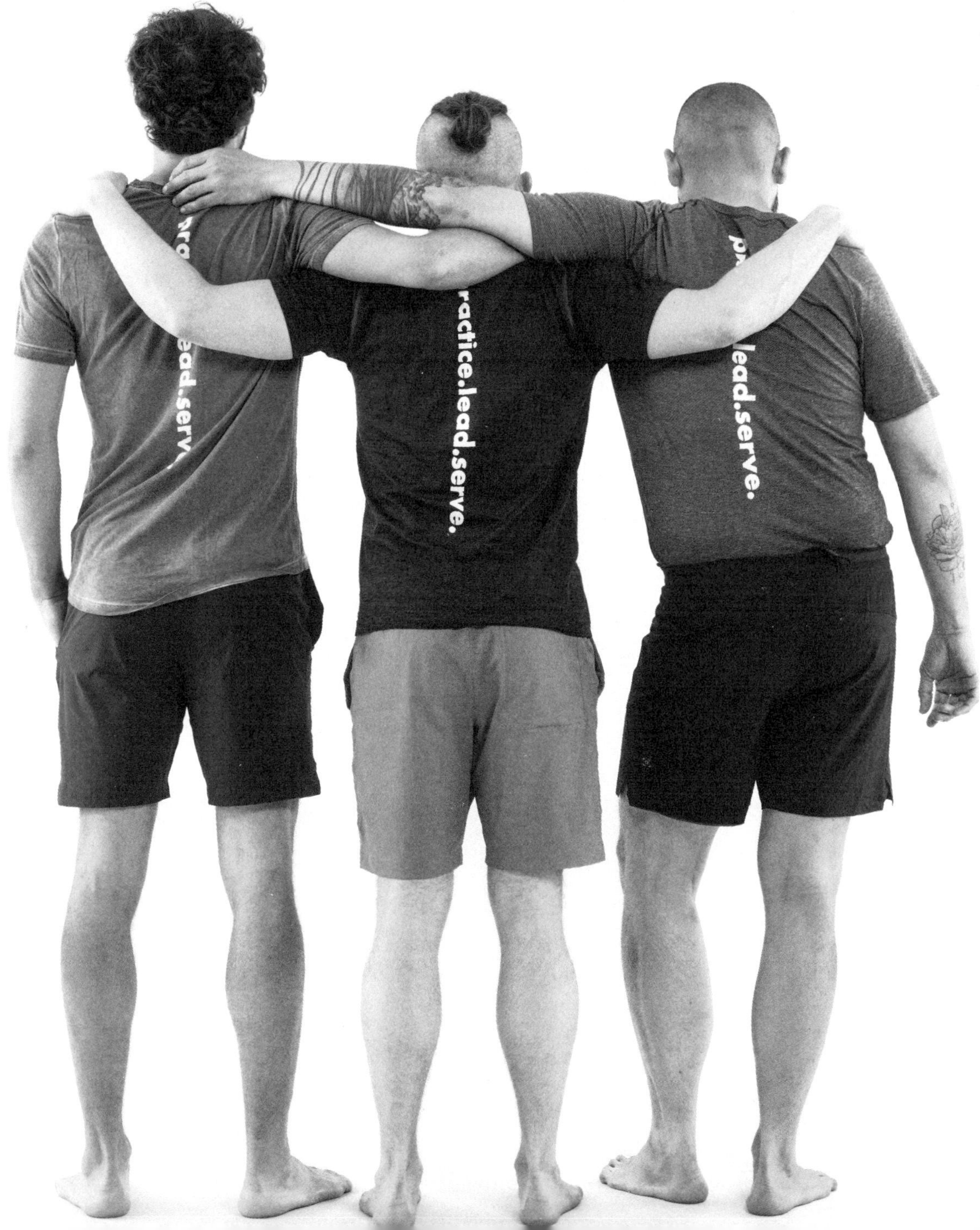
lead.serve.
ractice.lead.serve.
lead.serve.

LE MOT DE LA FIN

Bravo à toi d'être allé jusqu'au bout de ce livre !

Merci de ta confiance et d'avoir vécu avec nous cette aventure. Nous espérons qu'elle a répondu à tes attentes.

Mais ce n'est que le début de ta nouvelle vie de bon homme !

Nous ne sommes que des passeurs. Tu l'es devenu toi aussi ! Passe le mot à tes Bro' et fais-en des Brogis. Vole de tes propres ailes et suis ton chemin. Le yoga est un art de vivre, le process peut être long mais tellement enrichissant.

N'aie pas peur de franchir la porte des cours collectifs et mixtes.

Gardons le contact *via* nos réseaux sociaux, nos cours hebdomadaires, nos événements mensuels ! À très vite sur un tapis !

Notre page Instagram : @yogadesBons Hommes

Nos pages Instagram respectives :

Fred : @fredkayoga
Prosper : @lecoachprosper
Samuel : @samuel.urtado

LE POÈME DES BONS HOMMES

Devenons des voleurs de temps
Des braqueurs du moment présent
Des bandits de l'ici e(s)t maintenant
Des criminels du bonheur
Des dictateurs de la pensée positive
Des fétichistes de la joie.

Devenons des soldats d'amour
Lançons la bombe de la bienveillance
Formons une armée de gratitude
Devenons des dealeurs d'abondance
Des fraudeurs de moments partagés
Des pirates de la béatitude.

Devenons des truands de la compassion
Des malfaiteurs du cœur
Des magouilleurs de la bonté
Formons un gang d'harmonie
Des cambrioleurs d'instants suspendus
Bref, soyons des gangsters modernes
Au service de la vie.
De vrais bon hommes.
De vrais Bons Hommes.

Prosper

L'équipe au complet, avec Victor, qui a réalisé les photos de ce livre, et Alix, qui nous a accompagnés dans l'écriture.

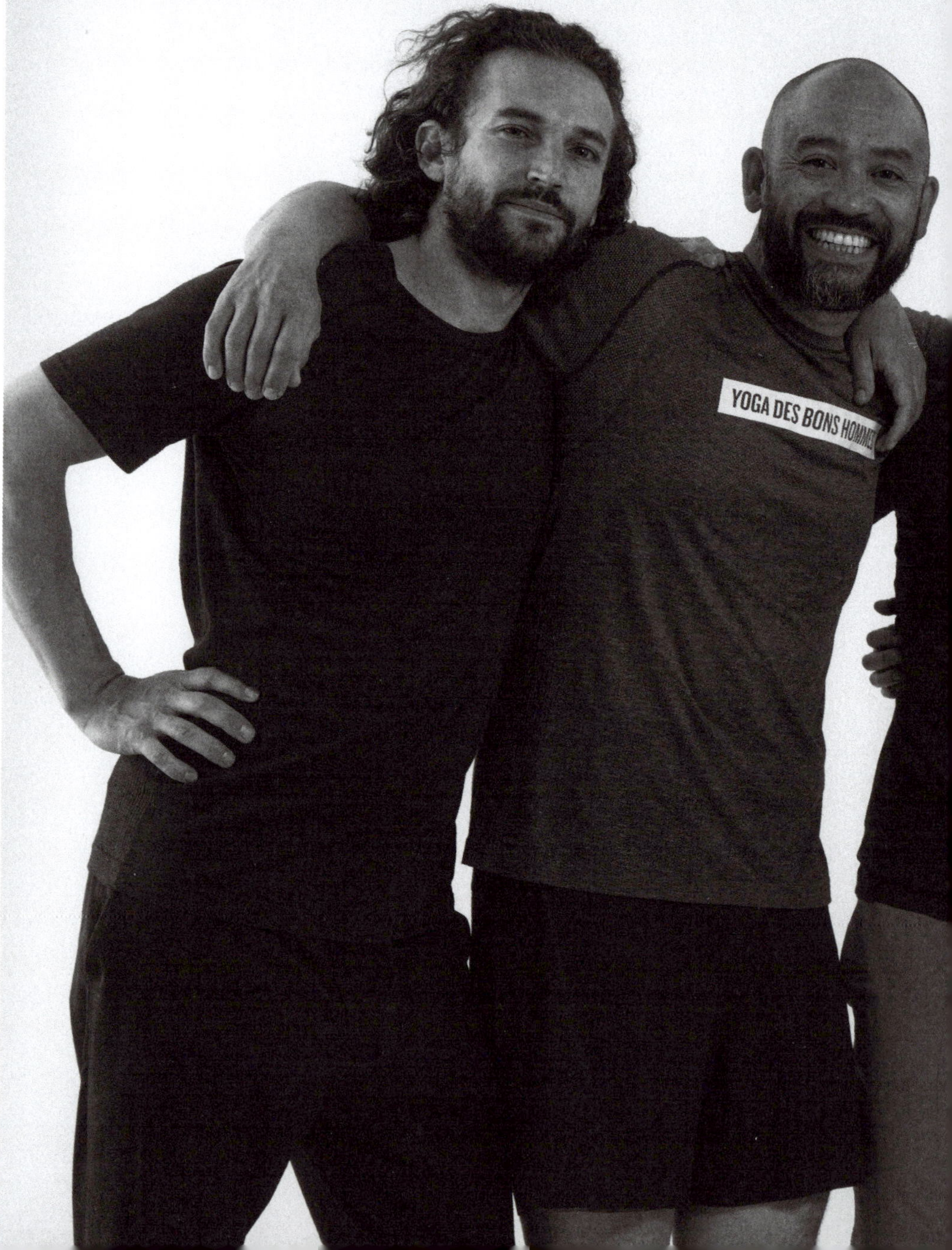

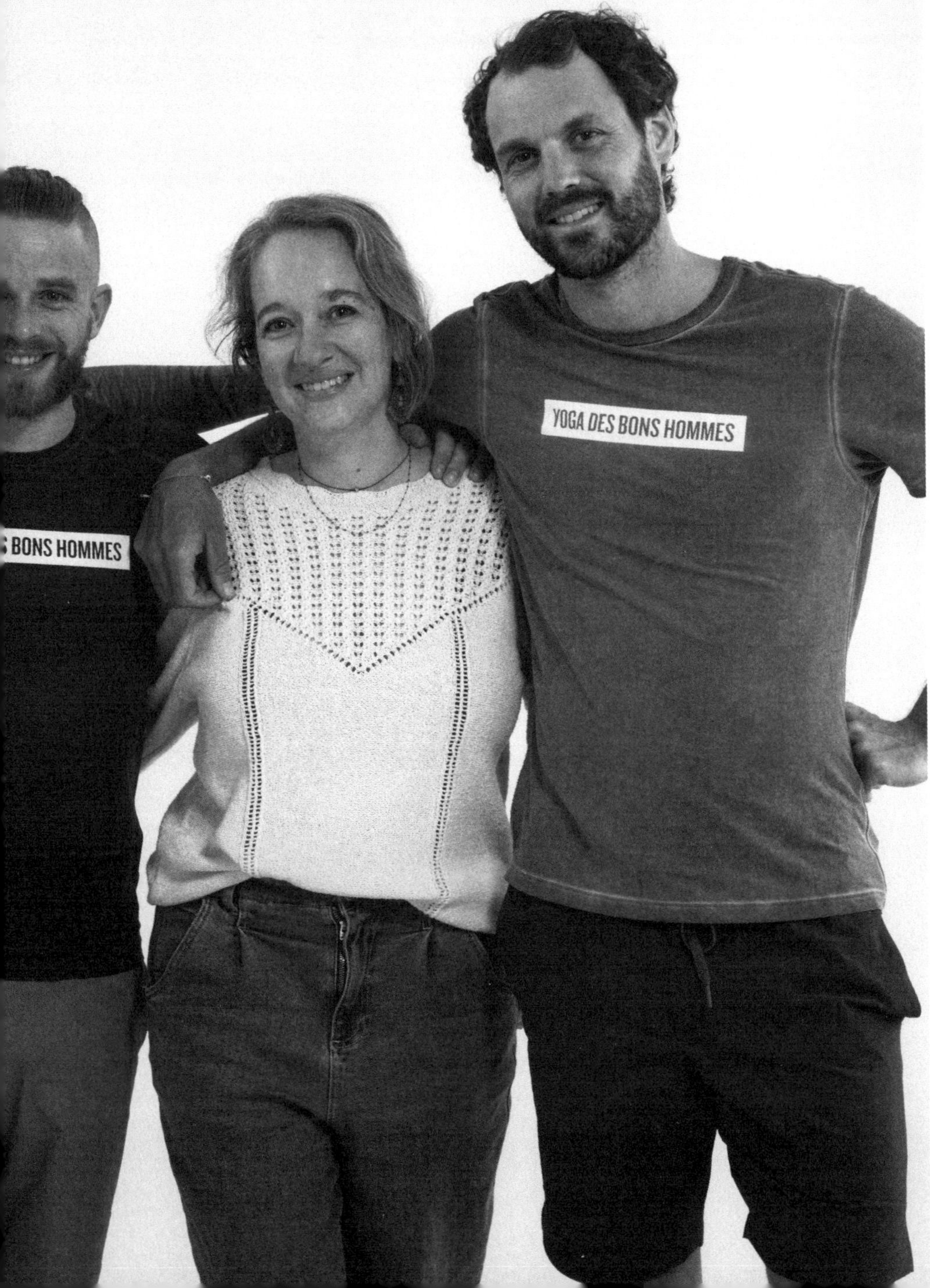
S BONS HOMMES
YOGA DES BONS HOMMES

BIBLIOGRAPHIE

ANDRÉ Christophe, *Méditer jour après jour : 25 leçons pour vivre en pleine conscience*, L'Iconoclaste, 2011.

GASQUET Bernadette de, *Yoga sans dégâts !*, Marabout, 2020.

HANH Thich Nhat, *Le Miracle de la pleine conscience*, J'ai lu, 2008.

IYENGAR B. K. S., *Bible du yoga*, J'ai lu, 2009.

KABAT-ZINN Jon, *Au cœur de la tourmente, la pleine conscience*, J'ai lu, 2012.

KABAT-ZINN Jon, *L'Éveil des sens*, Pocket, 2011.

KABAT-ZINN Jon, *L'Éveil de la société*, Les Arènes, 2020.

LONG Raymond, *Yoga anatomie, les postures*, La Plage, 2015.

MALLINSON James et SINGLETON Mark, *Les Racines du yoga*, Almora, 2020.

O'NEILL Michael, *À propos du yoga : l'architecture de la paix*, Taschen, 2015.

PATANJALI, *Yoga-Sutras*, Albin Michel, 1991.

STAHL Bob et GOLSTEIN Elisha, *Apprendre à méditer* (avec CD) Les Arènes, 2021.

TARDAN-MASQUELIER Ysé (dir.), *Yoga : L'encyclopédie*, Albin Michel, 2021.

TOLLE Eckhart, *Le pouvoir de l'instant présent*, J'ai lu, 2010.

VAN LYSEBETH André, *Yoga. Enclyclopédie*, Flammarion, 2016.

VAN LYSEBETH André, *Pranayama : la dynamique du souffle*, Flammarion, 2017.

VAN LYSEBETH André, *J'apprends le yoga*, Flammarion, 1993.

VAN LYSEBETH André, *Je perfectionne mon yoga*, Flammarion, 1993.

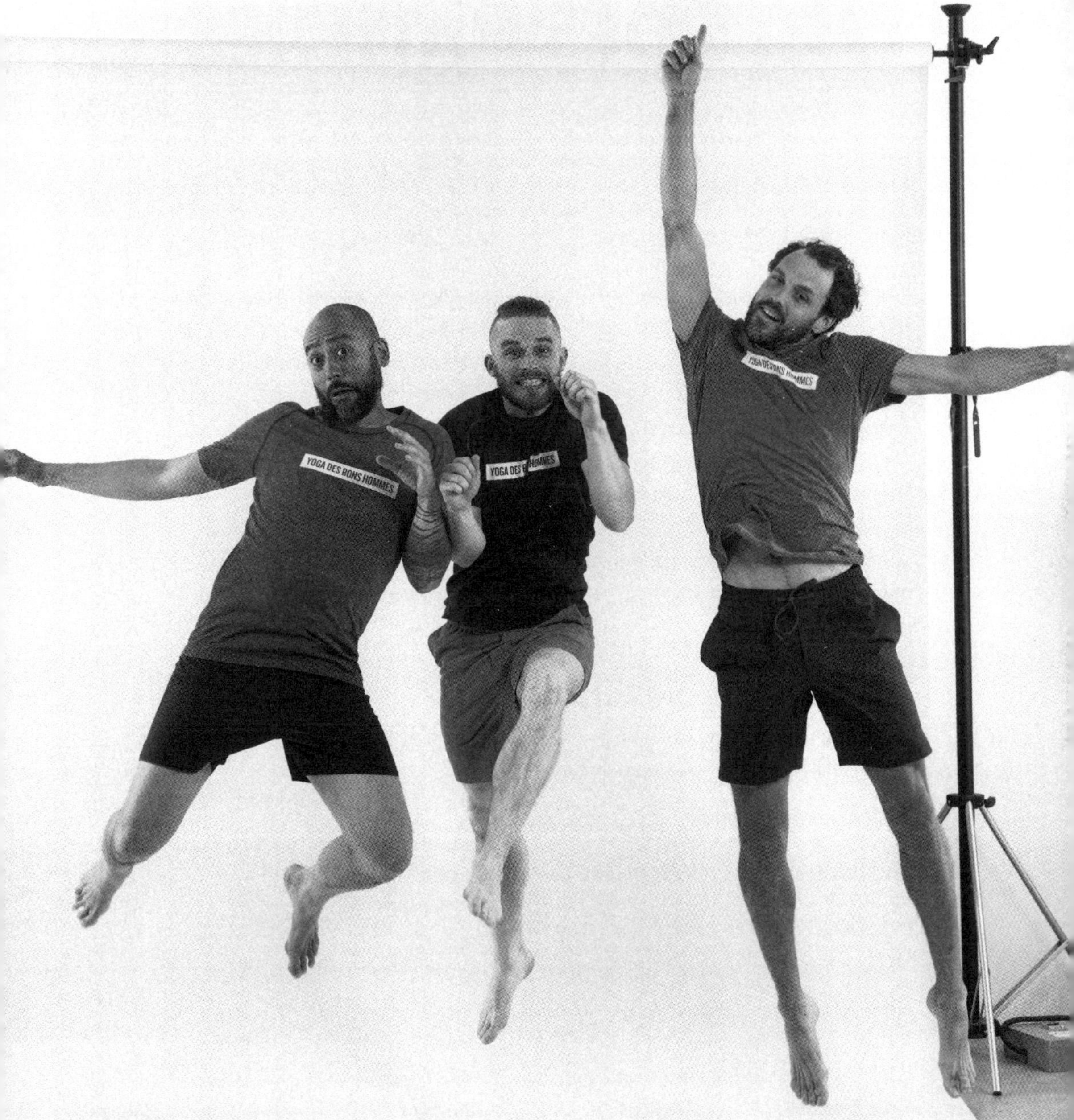
YOGA DES BONS HOMMES

TABLE DES MATIÈRES

Direction de la publication : Isabelle Jeuge-Maynart et Ghislaine Stora
Direction éditoriale : Élodie Bourdon
Édition : Mélissa Lagrange
Conception de la couverture et de la maquette intérieure : Claire Simonet
Photographie de couverture : Albin Durand
Photographies intérieures : Victor Matussière / © Shutterstock p. 34-35, 38, 52-53, 63, 83, 90-91, 122-123, 158, 169, 171-172
Mise en pages : Muriel Bétrancourt
Préparation de copie : Isabelle Chave
Relecture : Alice Delbarre
Fabrication : Donia Faiz

Les Éditions Larousse utilisent des papiers composés de fibres naturelles, renouvelables, recyclables et fabriquées à partir de bois issus de forêts qui adoptent un système d'aménagement durable. En outre, les Éditions Larousse attendent de leurs fournisseurs de papier qu'ils s'inscrivent dans une démarche de certification environnementale reconnue.

ISBN : 978-2-03-600876-2

Achevé d'imprimer en Espagne
par MACROLIBROS SL
Dépôt légal : février 2023
329711/01 – 11048733 – décembre 2022

PAPIER À BASE DE FIBRES CERTIFIÉES

LAROUSSE s'engage pour l'environnement en réduisant l'empreinte carbone de ses livres. Celle de cet exemplaire est de :
1,2 kg éq. CO_2
Rendez-vous sur www.larousse-durable.fr